近代名医著作丛书·河南卷

毛德西 主编

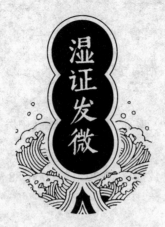

湿证发微

[清] 陈其昌 著

张文宗 整理

中原农民出版社

·郑州·

图书在版编目(CIP)数据

湿证发微／(清)陈其昌著;张文宗整理. —郑州:中原农民
出版社,2020.7
　(近代名医著作丛书.河南卷)
　ISBN 978-7-5542-2227-0

　Ⅰ.①湿… Ⅱ.①陈… ②张… Ⅲ.①祛湿(中医)-研究
Ⅳ.①R256

中国版本图书馆 CIP 数据核字(2020)第 066288 号

湿证发微
SHIZHENG FAWEI

出版:中原农民出版社

地址:河南省郑州市郑东新区祥盛街 27 号　　**邮编:**450016

网址:http://www.zynm.com　　　　　　　**电话:**0371-65751257

发行单位:全国新华书店

承印单位:辉县市伟业印务有限公司

邮购热线:0371-65713859

开本:710mm×1010mm　　1/16

印张:9.5

字数:127 千字

版次:2020 年 7 月第 1 版　　　　　　**印次:**2020 年 7 月第 1 次印刷

书号:ISBN 978-7-5542-2227-0　　　　**定价:**36.00 元

本书如有印装质量问题,由承印厂负责调换

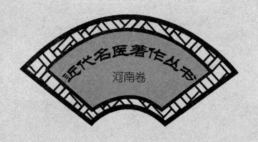

近代名医著作丛书

河南卷

《近代名医著作丛书·河南卷》

序

—※—

  河南,地处中原,位于黄河流域,是中华灿烂文化的发祥地之一。在这片土地上,悠久的历史及丰厚的文化底蕴,造就了一代又一代各行各业的名士豪杰,医学领域也是如此。不断涌现的大医名家,为中华民族的繁衍昌盛及中国医学的发展做出了卓越贡献。

  自鸦片战争以来,富饶的中华大地多次遭受帝国主义列强的凌辱和掠夺,加上多次不可抗拒的自然灾害,使得中国人民的前进步履变得缓慢而艰难。在这种苦涩难熬的日子里,承担着华夏民族繁衍的中医学,发展的步伐也变得蹒跚无力。但是那些生活在百姓之中最基层的"郎中",一刻也未停止过自己的天职与责任。他们在为百姓把脉看病的同时,亦未中断笔耕,为中医学的继承与发扬留下了珍贵的篇章。

  为了保护这些珍贵的篇章,我们组织了一批中医学专家,整理了这套《近代名医著作丛书·河南卷》。首批整理 9 部,这 9 部中,有木印本,有石印本,有刻印本,其中《瘟疫安怀集》,是许多读者未曾见过的木印本(原木版已毁于"文革"时期)。这 9 部书涉及内容有名家医案、医论、经验杂谈等,具有较高的实用价值。

此套丛书的整理，是对原书有条理地进行梳理和分析。整理后的行文采用简化字和现代标点编排，每本书前都有整理说明。书中的"注释"与"评语"，力求言简意赅，翔实准确，公允透彻，避免烦琐的考证。

　　"文章千古事，得失寸心知。"校注整理中可能有不尽原义之处，诚恳同道与广大读者批评指正，以便我们及时纠正。

毛德西

2015 年冬于河南省中医院至简斋

整理说明

—※—

　　《湿证发微》作者陈其昌，字兆隆，河南省获嘉县人。生于 1855 年，卒于 1938 年，享年 83 岁。幼年学习经学，品学兼优，曾蜚声医学界，后为晚清贡生。中年在家乡教私塾，年四十又更易习医，治病救人，以医德之高、医术之精，享誉百里。于仲景《伤寒论》、吴鞠通《温病条辨》，研究尤深。陈氏在治病之余，撰文成书，一是《湿证发微》，1923 年由河南商务印刷所刊印发行；另一本是《寒温穷源》，1916 年亦由河南商务印刷所刊印发行。又著有《河图新义》《玄灯化棒录》。

　　《湿证发微》是专论"湿证"之书，陈氏积半世之学，凭数年之悟，独于湿证一门。全书分上、下两卷，共七万余言。上卷论湿证之理，言前人所未言之理；下卷创湿证之治，立先世所未有之方，开创"太阴""湿证"医理、论治之先河。

　　上卷言"湿证"之理，从河图洛书、伏羲书卦、文王书卦立说，认为"五十居中，主持大地，木火金水列在四旁，是即土莝万物，贯四时之精义……""且图五十居中，譬如车轮之轴，木火金水皆其轮上之辐也……"，六淫之邪虽千变万化，湿为六淫之冠。论"内湿"先论五脏，论五脏而宗"六经"。论五脏提出"少阳为生命之本"，论"六经"源于《伤寒论》，又异于仲景"六经"之说。论外湿，

—— 1 ——

陈氏提出"时令之湿""水谷之湿""雾露之湿""川泽之湿""秽浊之湿""伏气之湿",并进行了详尽论述。书中提到湿邪可以独伤人,亦可与风、寒、燥、暑、温相挟兼,侵犯人体皮肤、经络、关节、脏腑。外湿与内湿相合而化为"湿证肝水""湿证心水""湿证脾水""湿证肺水""湿证肾水"。其中诸多论点有独到之处,如"湿之兼燥,亦湿从寒化之类也""以湿致虚,则湿为本,而虚为标……以虚致湿,则虚为本,而湿为标……"等。

下卷论"湿证"之治,陈氏曰"仲景以桂枝一汤统治天下伤寒,余以渗湿一汤统治天下湿证"。以"太阴之为病,头眩,或不眩但痛,舌苔白滑,胸膈痞闷,身上寒热,肢体懒惰,渴不欲饮,便微变黄,脉来或细或缓或弦,不甚浮者",为"太阴病"之总纲,"渗湿和里汤"为治疗"湿证"之总方。渗湿和里汤以"苍术、茯苓能开鬼门,川朴、半夏能开贲门,枳实、槟榔能开幽门,滑石、通草能开水门,四门洞开,驱贼四出"。并详尽论述了"太阴"传化、变证、兼证的机制,同时以"渗湿和里汤"为主方进行加减,创立了相应的方剂。且每方略举其生平治案一二,涉及临床各科,可补《伤寒论》之太阳病、《金匮要略》之湿病。

陈氏著作自出版至今,其学未得到后人详尽地阐发,亦未能得到很好地整理与注释。为使陈氏理论增益于祖国医学,陈氏方剂骊珠造福于后人,特作整理,说明如下:

一、此次整理以 1923 年河南商务印刷所铅印本为蓝本。

二、对疑难字、词、句,以"注释"形式作以说明。

三、其中部分内容的注释不敢妄下定论,多引用《医圣心源》之说,可参考学习。

四、原书药物分量以两、钱为单位,为方便读者阅读使用,现换算为克(一两相当于 30 克,一钱相当于 3 克)。

五、对于明显错字,径改,不再出注说明。原文中"如左"改为"如下"。中药俗称改为规范称呼,如"毕薢"改为"萆薢","眩运"改为"眩晕",等等。

六、因原书有部分页面文字缺失,故以"□"代以缺失之字。

因陈氏不仅精通医理,且通运气,谙周易,又为晚清贡生,诸多医理,用文深奥,如整理失当、有误,望广大读者多多指正。

张文宗

2017 年 6 月

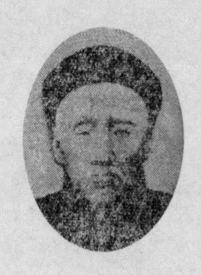

陈其昌像

目录

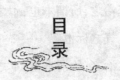

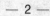

湿证发微

目录

湿证发微

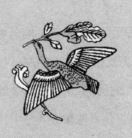

获嘉陈其昌兆隆 著

同里贾道中达五 校阅

序

—※—

中国医学发明最早，而进步最迟。自轩岐[①]至今，四千余年，医家者流[②]，能本所心得，以著作饷[③]世者，在汉若张仲景，在唐若孙真人[④]，宋以后若朱丹溪、刘河间、薛立斋、张景岳、叶天士辈，寥寥[⑤]不过数人。甚矣，其难也。获嘉陈肇龙[⑥]先生，文学优长[⑦]，往日曾蜚声乡校[⑧]、上贡[⑨]、成均[⑩]。中岁[⑪]以远，以余力精医学，独见其微[⑫]，不蹈恒蹊[⑬]。生平治疗危症，不可弹数。所著《湿证发微》一书，能言前人所未言之理，治前人所不能治之症，河朔[⑭]人士，久欲付诸枣梨[⑮]，藉[⑯]公于世，而先生顾[⑰]歉然以为未足也。近年先生年益高，学益进，而为术亦益精，客冬[⑱]因事来汴[⑲]，与诸医大家促膝，从容上下，其议论益证所见之不谬，乃循[⑳]同人[㉑]之请，用活板术印刷装订。全书都[㉒]五万余言，分为两卷，并附先生近著《寒温穷源》一卷。预计洛阳纸贵[㉓]之日，当在山阴修禊[㉔]之时。唯是先生寒士也，守原宪之介[㉕]、乐颜子之贫[㉖]，寒毡[㉗]半生，萧然四壁，力固未能及此，里中[㉘]诸君子又绵力[㉙]薄弱，酿[㉚]资无多，事几中辍矣。贾君达五，获[㉛]之贤者也，其敬先生也尤挚，适[㉜]是时，获人士因差徭积弊过深，上其事于大府[㉝]，请求派委清查，达五与[㉞]焉。地方士绅与于监算者六人，事竣，得支夫马费[㉟]百

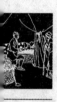

湿证发微

2

八十元,胥^③举而捐为先生刻书之资。徇达五之请也,达五名道中,是役实终始其事。其捐资之六人,则为谢君石渠、郭君紫侯、徐君荣轩、郭君秀芝、杨君瑞峰、贾君伯仁,皆例得书于嵩^⑳。往者余尝以病受治于先生,固深敬慕先生之为人,今又读先生之书,而喜先生之术将推而及于人人也,故乐为之序。

中华民国十二年夏历正月上浣^⑱弘农^⑲薛勉序

【注释】

①轩岐:犹言"岐黄"。指黄帝轩辕氏与其臣子岐伯。

②流:品级;流别。

③饷:馈也。

④孙真人:指孙思邈。

⑤寥寥:稀少。

⑥陈肇龙:即陈其昌(兆隆)。后文又写作"兆龙"。

⑦优长:优等;杰出。

⑧乡校:古代地方学校。

⑨上贡:科举制度中,生员(秀才)若经考选升入京师国子监读书,则称贡生,意思是以人才贡献给皇帝。

⑩成均:西周的大学。唐高宗时曾改国子监曰成均监,故后来亦有称国子监为成均者。

⑪中岁:中年。

⑫微:精深;精妙。

⑬蹊:道也,小路。

⑭河朔:古代泛指黄河以北的地区。

⑮枣梨:谓雕版印刷。旧时多用枣木或梨木雕刻书版,故称。

⑯藉:同"借"。

⑰顾:反而;却。

⑱客冬:去年冬天。

⑲汴:指河南开封。

⑳循:顺着,依照。

㉑同人:志趣相同或共事的人。

㉒都:总。

㉓洛阳纸贵:晋代左思著《三都赋》成,洛阳豪贵之家竞相传写,纸价因而昂贵。后喻作品为世所重,风行一时,流传甚广。

㉔山阴修禊(xì):语出东晋王羲之《兰亭集序》:"暮春之初,会于会稽山阴之兰亭,修禊事也。群贤毕至,少长咸集。"此处代指众人修禊,古时一种濯除不洁的节日(于阴历三月上巳日,临水洗濯,借以祛除不祥)。

㉕原宪之介:原宪,字子思,春秋末年宋国人,孔子弟子,孔门七十二贤之一。介,节操,独特之行。原宪出身贫寒,个性狷介,一生安贫乐道,不肯与世俗合流。

㉖颜子之贫:颜子,指颜回,后世尊称为颜子,字子渊,春秋末期鲁国人,是孔子最得意的门生。孔子赞其好学、仁人。《论语》中,孔子曰:"贤哉,回也!一箪食,一瓢饮,在陋巷。人不堪其忧,回也不改其乐。"赞美颜回之安贫乐道。

㉗寒毡:《新唐书·文艺传中·郑虔》:"(郑虔)在官贫约甚,澹如也。杜甫尝赠以诗曰'才名四十年,坐客寒无毡'云。"后以"寒毡"形容寒士清苦的生活。借指清苦的读书人。

㉘里中:指同里、同乡之人。

㉙绵力:力量薄弱。

㉚醵(jù):泛指凑钱,集资。

㉛获:指获嘉。

㉜适:刚巧。

㉝大府:上级官府。

㉞与:参与。

㉟夫马费:疑当作"车马费"。

㊱胥:全,都。

㊲耑(duān):同"端"。开头。

㊳上浣(huàn):指上旬。浣,浣洗。唐时官吏在官九日,休息一日,因休息日多行浣洗,故每月分为上、中、下浣,后作上旬、中旬、下旬之别称。

㊴弘农:古郡名,今河南省三门峡市陕州区一带。

序

—※—

　　今欲阐《内经》之要旨，补前人之未备，不相摭①拾，适相发明，若此者，医家自刘守真②、李东垣、朱丹溪以外，盖戛戛③乎其难之。明经④陈兆隆先生，获嘉之隐君子也，幼而好学，屡角胜于名场⑤，晚年退修⑥，深研究于医书，《素问》《灵枢》罔不博览，而独叹六淫中之邪湿类与风寒暑燥火并举，未有专意以研究之者，诚医林之缺点也。先生于是积半世之揣摩，凭数年之心悟，独于湿证一门，审明脉象如何，病状如何，著《湿证发微》一书以发明之。全卷约五万余言，殆⑦所谓窥《内经》之要旨，补前人之未备者乎。吾不敢阿⑧其所好，谓斯书之作，字字节节，皆中规矩，足为万世法也。盖莫为之前，虽圣不传；莫为之后，虽盛不彰⑨。愿后之业岐黄者，参观互证，偏则补，弊则救，至于⑩尽善尽美，拯斯民于疢疾之中，登诸仁寿之域，此不唯作者之幸，而亦斯书之幸也。是为序。

新蔡⑪郭育赞识于大梁⑫退补⑬寄庐

【注释】

① 摭(zhí)：拾取。

② 刘守真：指刘完素，字守真，河间人，世称刘河间。

③ 戛(jiá)戛：形容困难；费力。

④ 明经：明清对贡生的尊称。

⑤ 名场：考试的闱场。

⑥ 修：钻研、学习。

⑦ 殆：大概；几乎。

⑧ 阿：迎合。

⑨ 莫为之前，虽圣不传；莫为之后，虽盛不彰：语出韩愈《与于襄阳书》："莫为之前，虽美而不彰；莫为之后，虽盛而不传。"意思是，不要做在前头，虽是好事却无人知晓；不要做在后头，虽然盛大却不能流传下去。引申为，如果没有前辈的引荐，布衣才士即便满腹经纶也难以出头；而如果没有后辈的传承宣扬，一个人即便功业鼎盛一时，后世也会湮没无闻。"圣"当作"盛"。

⑩ 至于：达到。

⑪ 新蔡：指河南新蔡县。

⑫ 大梁：即河南开封。

⑬ 退补：离开朝廷；不再任职。

序

—※—

中国医学，自神农、黄帝、岐伯，躬①上圣之姿，辨物质之性，寒热虚实，著于《内经》。疾病夭札②，引诸寿域，迨③周设官④，专重医师，掌养万民。历今数千年来，针灸汤饵，诊视按切，方术益备，而专门之症，后世学者，间⑤有发明。如伤寒瘟疫之辨别入微，妇女婴儿之修正偏弊⑥，独未有推论湿证之源流者。夫湿之对待⑦者为燥，燥盛于火炎，湿积于水润。易象曰，水流湿，火就燥⑧，物聚于同类，疾中于偏枯，天人推阐，理无或爽，予窃服膺于火烈民畏，水懦民玩⑨之原理，而叹措治者畏烈则来骤而易防，玩懦则受缓而难革。医之于疾也亦然。脏腑营卫偶失其宜，则寒热作。寒热相轧，则热散而寒伏。热散寒伏，偏殢⑩久而湿以生。湿生之程量大小，各视人身之寒热虚实。而百病之丛杂，相乘⑪以起，病之起必有其端。端兆于寒，而湿亦寒，端兆于热，而湿亦热，寒热异，而湿之为害者一。固不独东南卑⑫下之地多湿，即西北高亢之地亦多湿也，湿证之待医，诚岌岌⑬有不可缓者。获嘉陈兆龙先生其昌，硕学⑭宿儒，前清岁进士也，声蜚上庠⑮，津逮⑯后世，平日研精医学，男妇老幼各科，无不贯澈⑰，而尤邃于医湿，著有《湿证发微》。积五万余言，都为两卷，详前人之所略，补遗方之未备。

8

同邑贾君达五，携其著作，游扬⑱于豫省执政⑲，金⑳视为得未曾有，拟呈请内务部鉴定印行，保其版权，俾勿翻印。并蒙大医学家郭化三先生参考互证，推本于理论之不爽，征验其功效之必成。异日此书一出，知必为社会所需要，敢断言矣。唯是付诸手民㉑，尚须多资。

　　适予奉省宪委㉒赴是邑督催两社车马局归并公款局，清理历年存欠，有邑绅郭君紫侯、谢君石渠、徐君荣轩、贾君伯仁、郭君秀芝、杨君瑞峰六人，职司监算，历五月之久，例应各给车马费以筹其勤㉓，六人志趣高尚，以服务本籍，不肯受酬，均愿捐助医书印刷费，以期乡先生㉔仁言寿世易于观成㉕，计共捐银一百八十元，噫，可以风㉖矣！夫人之欲善，谁不如我，贾君倡之于前，监算诸君继之于后，不难于赴义之勇，而难于立品之齐，不难于向往之诚，而难于和衷之济。世风衰薄，而获邑诸君子，犹具有廉信介洁之特行，则将来良医良相，胥㉗植㉘其基，人材之蔚起，其由此积累而光大之乎！贾君嘱予序其原委，而即以弁㉙诸简首。

时中华民国十二年一月二十八日新蔡崔蕴珍谨序

序

【注释】

①躬：亲自。

②夭札：遭疫病而早死。

③迨：等到。

④周设官：周朝时设置医师、食医、疾医、疡医、兽医等官职，医术开始分门别类。

⑤间：间隙；空隙。

⑥偏弊：偏，偏差，不正确；弊，毛病，害处。

⑦对待：双方面相比较而存在，处于相对的情况。

9

⑧水流湿,火就燥:水向湿处流,火往干处烧。指物之气质类似必相感应,后用以比喻事物发展的必然规律。语出《周易》六十四卦之第一卦乾卦:"水流湿,火就燥,云从龙,风从虎……各从其类也。"

⑨火烈民畏,水懦民玩:语出《左传·昭公二十年》:"夫火烈,民望而畏之,故鲜死焉。水懦弱,民狎而玩之,则多死焉。"

⑩瘀(tì):滞留。

⑪相乘:交互乘袭。

⑫卑(bēi):地势低下,与高相对。

⑬炭炭:急速、急切的样子。

⑭硕学:博学;学问渊博。

⑮上庠:古代的大学。

⑯逮:到。

⑰贯澈:同"贯彻",贯通、通徹。

⑱游扬:宣传;传扬。

⑲执政:掌握政权的人。

⑳佥(qiān):全;都。

㉑手民:称雕版或排字的工人。

㉒宪委:旧时谓上级的委派。

㉓勚(yì):劳苦。

㉔乡先生:乡里中退隐的大夫。此代指陈其昌。

㉕观成:看到成果。

㉖风:教化。

㉗胥:都。

㉘植:树立。

㉙弁:放在最前面。

自叙

—※—

　　河图一书[1]，天开地辟一书也。圆于外者天，天有风暑湿燥寒；方于内者地，地有木火土金水；厕[2]乎其间者为人，人有肝心脾肺肾。三者原沆瀣一气[3]，歧而二之不得也。伏羲画卦，人皆知其为讲卜筮[4]之书，而不知其为讲脏腑之书也，何者？图之左旋[5]为五行相生，即为脏腑相生之义，图之对待为五行相克，即为脏腑相克之形。惜乎流传数千年，人人日游于图中，而卒莫能窥其橐籥[6]也。夫一画开天，一与六合，而成元水[7]，遂迤逦[8]而生三八木、二七火、四九金、五十土[9]，其为先天当重也明甚。然五十居中，主持大地，木火金水列在四旁，是即土苴[10]万物，贯四时之精义，亦即文圣[11]改先天为后天之奥旨也。吾不敢谓先天为必不可恃[12]，奈金元以来，狃[13]于丹溪[14]一派，往往竞[15]重养阴，致有洪水滔天之祸也。水入土中曰湿，土原藏有北方之水，少阳与之附丽[16]；土原藏有南方之火，佛氏风轮主持大地；土原藏有东方之木，土厚必能生金；土原藏有西方之金，一源具足者，亦万派咸归，譬如父子兄弟眷属[17]一家，何有毗阴毗阳[18]之衍[19]乎？然利者害之基，福者祸之门，人之赖湿以生者，往往因湿而病，不独雨露川泽，外湿侵损为害，即一饮一食，流通稍有未利，内湿即于是生矣。

　　仲景医中圣人，其伤寒一书为凤鸣朝阳[20]，嗣后风家、火家、暑家各有专门。至于湿之一条，虽间有著作，率多[21]卑之无甚高论，亦以其为五方杂气，而非有四时专气也。然余阅历几半生，瞥见风火寒燥作沴[22]，不过十之二三，湿邪则十有六七，且诸证治法，各家详备，湿证多未竟[23]本原，此固宇宙之缺理，而亦医门之憾事也。湿之为邪，散无有纪。湿之时固有湿，即春温秋燥，其湿为更险；湿之证固为湿，即痰饮水气，其湿为更深。唯无论其为何等之湿，何时之湿，但就其现在地位，确见其为湿邪，斯[24]用药驱之，罔有不愈者矣。且图五十居中，譬如车轮之轴，木火金水皆其轮上之辐也。其人金水素盛，轴自从右而旋[25]，金水证必多；其人木火素盛，轴自从左而旋，风火证必多。寒湿宜温其寒，温之不愈则宜攻；热湿宜清其热，清之不解则宜下。虽千变万化，湿有难以名言罄[26]者。然后之人能即[27]余说而扩充之，此又余所祷祀而求者也。是为序。

获嘉陈其昌自叙

【注释】

①河图一书：指《河图洛书》，是河图、洛书的合称。《易·系辞上》说："河出图，洛出书，圣人则之。"这个圣人就是华夏文化始祖伏羲。传说伏羲氏时，有龙马人从黄河出现，背负河图；有神龟从洛水出现，背负洛书。伏羲依据河图与洛书画成八卦。后来周文王又依据伏羲八卦研究成六十四卦，并分别写了卦辞。被后人尊之为华夏文化之滥觞。

②厕：参与。

③沆瀣(hàng xiè)一气：比喻臭味相投的人结合在一起。

④卜筮(shī)：古时预测吉凶，用龟甲称卜，用蓍草称筮，合称卜筮。

⑤图之左旋:图,河图。《礼记·礼运》载"河出马图",指龙马负图出于河(河图)之传说,为伏羲八卦的由来。河图可定五行先天之位,东木西金,南火北水,中间土。含五行相生相克之理,河图左旋相生,中土自旋,为五行万物相生之运行。河图坐北朝南,左东右西,水生木、木生火、火生土、土生金、金生水,为五行左旋相生。

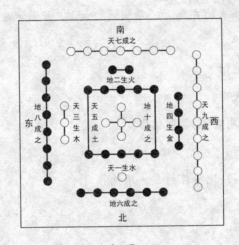

河图

⑥橐籥(tuó yuè):喻指本源。

⑦元水:元,始也,根源、根本之意。元水,即人体本源之水。

⑧迤逦(yǐ lǐ):连接的样子。

⑨三八木、二七火、四九金、五十土:据河图示意,北方,一个白点在内,六个黑点在外,表示玄武星象,五行为水;南方,二个黑点在内,七个白点在外,表示朱雀星象,五行为火;东方,三个白点在内,八个黑点在外,表示青龙星象,五行为木;西方,四个黑点在内,九个白点在外,表示白虎星象,五行为金;中央,五个白点在内,十个黑点在外,表示时空奇点,五行为土。即天一生水、地六成之;地二生火、天七成之;天三生木、地八成之;地四生金、天九成之;天五生土、地十成之。

⑩苴(jū):补。

⑪文圣:指孔子。

⑫恃(shì):依赖,仗着。

⑬狃(niǔ):因袭;拘泥。

⑭丹溪:朱丹溪,名震亨,字彦修,元代著名医学家,婺州义乌(今浙江义乌市)人,倡导"阳常有余,阴常不足"说,创阴虚相火病机学说,善用滋阴降火的方药,为"滋阴派"(又称"丹溪学派")的创始人。

⑮竞:竞逐。

⑯附丽:依附。

⑰眷属:夫妻。

⑱毗(pí)阴毗阳:偏阴偏阳。

⑲衍:分布。

⑳凤鸣朝阳:比喻性行及才华优异。

㉑率多:大多。

㉒沴(lì):克,伤害。

㉓竟:追究。

㉔斯:乃;就。

㉕从右而旋:河图定五行先天之位,东木西金,南火北水,中间土。五行左旋而生,中土自旋。故河图五行相生,乃万物相生之理也。土为德为中,故五行运动先天有好生之德也。天道(阳)左旋,地道(阴)右行。河图左旋之理:坐北朝南,左东右西,水生木、木生火、火生土、土生金、金生水,为五行左旋相生。中心不动,一、三、五、七、九为阳数左旋,二、四、六、八、十为阴数左旋,皆为顺时针旋转,为五行万物相生之运行。故顺天而行是左旋,逆天而行是右旋。所以顺生逆死,左旋主生也。

㉖罄(qìng):尽也。

㉗即:乘;趁。

提要

—※—

一、余性喜易①，精研图数②，见得阴阳部位，与天地人身，都一一宛合。脾土属坤③，原居北方，纯阴位也。文王进坤西南④，位居半阴半阳，明将坤之法象，显示人间矣。余著是书，率⑤祖乎此。

一、六淫性质，个个不同，倘穷形尽相，罗列满前，恐人望洋而叹，不思进步，故特举湿之一邪，指示前程，庶⑥人循序渐进，得窥全豹。

一、善言天者，必有验于人；善言人者，必有验于天。故此书先言天地气运、人身经络，使天人之理，都一一列在学者面前。庶胸中有竹，眼底无花，大证当前，不至仓皇失措。非然者，吾恐天地间有屈死之人也。

一、是书对证拣方，皆得之揣摩，并亲身阅历，虽古有神妙奇方，未曾验试，概不敢登，恐其为纸上谈兵也。

一、每方略举一二治案，非谓生平治案，只有此数，不过略举门径，示人趋承，如行路然。我既奋在前程，人自视如平路矣。

一、每方各有分两，皆余当日权其轻重定之，至于学者所临之病证，余万难逆料其如何轻重，学者亦随势定之，勿按图索骥也。

一、此书原以治湿，引而伸之，六淫治法，皆在个中。虽温热一法，与此冰炭，然既知冬伤于寒⑦，阴温之温，岂不知冬不藏精，阳温之

15

温？反观焉即得矣。

一、仲景以桂枝一汤统治天下伤寒，余以渗湿一汤统治天下湿证。余非好张冠而李戴也，盖恶⑧夫夸多而斗靡⑨也。倘撷拾古人成方，叠床架屋，獭祭⑩满前，虽甚完备，无当精微，亦何贵于著书乎？

一、湿之一邪，向来多责在夏秋两季，然天地皆湿薮⑪，人身皆湿躯。湿者水也，能载舟亦能覆舟，故湿魔当前，俯拾即是，勿拘求之于夏秋也。

一、噎膈一证，百家治法，都如捕风捉影，以致数千年来，患此症者百治百死，其冤杀人殊不下千千万万。余积半生揣摩，折衷一真正治法，颇能回生起死，如响应声，虽曰守先待后，宜宗前人，然此则不愿多让也。

一、以斯法治斯证，无不随手奏效，间有不效者，则是正气衰败，祟气缠绕，故使不效也。然正气虽败，而有不甚败者，必为之万死求一生；祟气虽缠，用药得当，亦能退魔。倘竟不效，必是其人气数已到，吾亦无如之何矣。

一、温证约分两门：冬不藏精，春必病温，是为阳温，芍归冬地，原为要药；冬伤于寒，春必病温，是为阴温，苓术半朴，实为仙丹。本书所论，皆阴温也。虽阴阳平列，义则偏重扶阳。

一、土苴万物，木火金水，都在里藏，无论何邪作涉，唯使坤轮一转，邪便无处藏身，故渗湿一方，自是此证不祧⑫之品。

一、人之有生，最重玄神。玄神者，即春夏秋冬之春，元亨利贞⑬之元也。世人不知其为玄神，只识得为肝气，恣意戕贼⑭之，无怪其寿命之不长也。余著是书，不敢恣用青皮、木香等药，以此也夫。

一、湿之为病，纷繁莫纪。正湿以外，凡由湿邪而变化者，若噎膈暗哑，咳喘哕调，崩淋带浊，疟痢疸瘅，癥瘕疝癖，疹痘杨梅，停水失血，痿厥脚气，留饮鼓胀，便结阴吹，都收在湿之一门，欲学者数典而

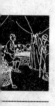

不忘其祖焉尔。

【注释】

①易:指《易经》。

②图数:图,即河图;数,河图共有十个数,其中一、三、五、七、九为阳,二、四、六、八、十为阴。

③脾土属坤:伏羲先天八卦方位,一阴一阳两两相对应。乾一对坤八,兑二对艮七,离三对坎六,震四对巽五。八卦方位与五行、五脏相关,脾土属坤。

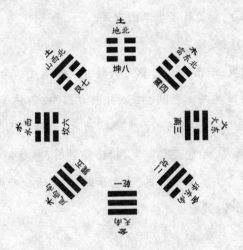

伏羲先天八卦图

④文王进坤西南:文王八卦方位,即乾,西北;坎,北方;艮,东北;震,东方;巽,东南;离,南方;坤,西南;兑,西方。

⑤率:大概;大略。

⑥庶:希望;但愿。

⑦冬伤于寒:清代名医喻昌在《尚论后篇》中提出温证三例:"冬伤于寒,春必病温,此一大例也。又云冬不藏精,春必病温,此一大例也。既冬伤于寒,又冬不藏精,至春月同时病发,此一大例也。举此

三例,以论温证。"

⑧恶(wù):羞耻;羞愧。

⑨夸多而斗靡:夸,夸耀;斗,竞争;靡,奢华。以学识丰富、辞藻华丽相夸耀。

⑩獭祭:獭祭,又叫作獭祭鱼,最早出现于《礼记·月令》:"东风解冻,蛰虫始振,鱼上冰,獭祭鱼。"獭是一种两栖动物,喜欢吃鱼,经常将所捕到的鱼排列在岸上。古时认为獭的这种做法像是陈列祭祀的供品,故就称之为獭祭鱼或獭祭。獭摆放鱼的现象,含有堆砌的意思,后用以形容文学上喜欢多用典故的现象。

⑪薮(sǒu):生长着很多草的湖泽。

⑫桃(tiāo):超越。

⑬元亨利贞:语出《易经》乾卦的卦辞。有观点认为元、亨、利、贞代表了乾卦的四种基本性质,往往引申为四季、四德等。如"元"为大,为始,为春;"亨"为通,为夏。"利"为和,为秋,"贞"为正,为冬。另据近人考释,元,大也;亨,即享,指诸侯朝贡,献物助祭;利,有利;贞,通"占",即占卜。元亨利贞,为大享时占卜,遇此卦则有利。

⑭戕贼:伤害;残害。

湿证发微 上卷

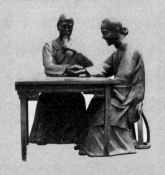

人身如小天地说

　　无极①之真,二五之精②,二者妙合而为人,是天地为形形色色之人身,人身即为狂狂榛榛③之天地,然此犹泛即其理而言之也,试即其形质而确凿言之。西书④云天包乎地,地以外皆天也。地之形如卵,圆于外者,约有十万里整,以圆三径一之法计之,厚则二万八千里有余。地之正中心,如鸡子黄一般,其色正赤,其气极热,全是一窝火汁。观于温泉之出,火山之喷,可见矣。附于火一层为湿土,气质软,如鸡子白一般;附于湿土一层为沙石,其质坚,如鸡子皮一般;附于沙石一层,即地面也,一望皆水。大西洋之水,约有万里;太平洋之水,约五万里;南、北冰洋之水,更不可纪极⑤。谚云:卵是皮包的,地是水包的,良⑥然。

　　昔者天地肇造⑦,龙马负图而出⑧,其图一、三、五、七、九,为天之数;二、四、六、八、十,为地之数。所谓天数五,地数五,五位相得而各有合也⑨。一六水生三八木,三八木生二七火,二七火生五十土,五十土生四九金,四九金又生一六水⑩,旋转相生,固皆法象之自然矣。彼地之由木而火,由火而土,由土而金,由金而水,非亦法象之自然乎。人身之内五行,厥阴肝木生少阴君火,少阴君火生太阴湿土,太阴湿土生阳明燥金,阳明燥金生太阳寒水,亦如天地之由春而夏,由夏而秋,由秋而冬,而为顺生之五行也。胃与脾相对,膀胱与肾相对,胆与肝相对,亦如天地之阳明与太阴合,太阳与少阴合,少阳与厥阴合,而为对待之五行也。夫天地有盈虚,人身即与为盈虚;天地有消长,人身即与为消长。人在天地,如鱼在水然。鱼之呼吸,不外此水,人之呼吸,不外此气。人能善调其气而无所损焉,则天地我立矣,小天地云乎哉。

湿证发微

①无极:指无形无象的宇宙原始状态。

②二五之精:"五"指木、火、土、金、水五行,"二"指阴阳。《太极图说》谓:"无极之真,二五之精,妙合而凝,乾道成男,坤道成女。"

③狉(pī)狉榛(zhēn)榛:狉狉,兽群狂奔的样子;榛榛,草木丛生的样子。形容尚未开化的原始状态,唐代柳宗元《封建论》:"草木榛榛,鹿系狉狉"。

④西书:指西方国家的书籍。

⑤纪极:极限。纪,终级。

⑥良:诚然;的确。

⑦肇造:谓始建。

⑧龙马负图而出:相传,上古伏羲氏时,洛阳东北孟津县境内的黄河中浮出龙马,背负"河图",献给伏羲。伏羲依此而演成八卦,后为《周易》来源。龙马者,天地之精,其为形也,马身而龙鳞,故谓之龙马,龙马赤纹绿色,高八尺五寸,类骆有翼,蹈水不没。又相传,大禹时,洛阳西洛宁县洛河中浮出神龟,背驮"洛书",献给大禹。大禹依此治水成功,遂划天下为九州。又依此定九章大法,治理社会,流传下来收入《尚书》中,名《洪范》。《周易·系辞上》说:"河出图,洛出书,圣人则之。"

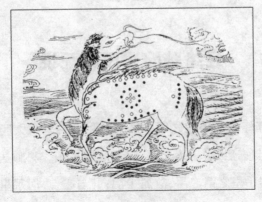

龙马负图

⑨天数五……而各有合也:河图中的点数是五十五,其中一、三、五、七、九

是天数,二、四、六、八、十是地数,天数累加是二十五,地数累加为三十,两数之和为五十五。河图中的天数是奇,是阳;地数是偶,是阴,阴阳相索。据古代哲学家的解释,河图中上、下、左、右、中五组数目分别与火、水、木、金、土五行有关。金、木、水、火、土这几种物质基本形态的生成与转换,甚至万物发育都可以从这图上得到启示。由此定义这十个数中一、二、三、四、五为生数,六、七、八、九、十为成数,从而得出五行相生之理,天地生成之道。

⑩一六水生三八木……四九金又生一六水:河图用十个黑白圆点表示阴阳、五行、四象,其图为四方形(单数为白点为阳,双数为黑点为阴。四象之中,每象各统领七个星宿,共二十八宿)。其中四象,按古人坐北朝南的方位为正位就是:前朱雀,后玄武,左青龙,右白虎。此乃风水象形之源也。北方:一个白点在内,六个黑点在外,表示玄武星象,五行为水。所谓天一生水,地六成之。东方:三个白点在内,八个黑点在外,表示青龙星象,五行为木。所谓天三生木,地八成之。南方:二个黑点在内,七个白点在外,表示朱雀星象,五行为火。所谓地二生火,天七成之。西方:四个黑点在内,九个白点在外,表示白虎星象,五行为金。所谓地四生金,天九成之。中央:五个白点在内,十个黑点在外,表示时空奇点,五行为土。所谓天五生土,地十成之。指五行与十数相结合而为水生木、木生火、火生土、土生金、金生水,五行相生之意。

经络脏腑阴阳相配说

膀胱小肠,其经络居乎表之第一层,故属太阳;胃与大肠,居乎表之第二层,故属阳明;胆与三焦,居乎表之第三层,故属少阳。脾肺居乎里之第一层,故属太阴;心肾居乎里之第二层,故属少阴;肝与心包,居乎里之第三层,故属厥阴。身之内有肝心脾肺肾,犹之乎地之内有木火土金水也。地球之第一层为水,第二层为金,第三层为土,第四层为火,第五层之木。虽无明证,然观于河图二七火、三八木之序，则第五层为木之所居也明甚。人身亦小天地也，太阳居乎表之第一层，故属寒水；阳明居乎表之第二层，故属燥金；太阴居乎里之第一层，故属湿土；少阴居乎里之第二层，故属君火；厥阴居乎里之第三层，故属风木；少阳为游部，其气游行三焦，有似于火，故属相火。总之，在天为风暑湿燥寒，在地为木火土金水，在人为肝心脾肺肾，天也、地也、人也，一而已矣。

然阴阳之理，亦难拘定。如以日序之阴阳言之，白昼少阳太阳阳明用事，黑夜太阴少阴厥阴用事。阳居阳位，阴居阴位，常也。倘以年序之阴阳言之，前半年为阳，而多三阴用事；后半年为阴，而多三阳用事，阴居阳位，阳居阴位，则可怪也矣，而亦不必怪也。日序阳居阳，阴居阴，对言之，则太阳与少阴相附丽，阳明与太阴相附丽，少阳与厥阴相附丽，仍是阳中有阴，阴中有阳。年序阴居阳，阳居阴，进求之，春夏为阳，风木君火亦为阳；秋冬为阴，燥金寒水亦为阴，仍是阳自为阳，阴自为阴。千变万化，触处皆通，唯在细心人领之耳。

五脏欲恶说

天地间之物类，虽皆包质以游，亦各有缺理，以待弥纶①。如木之味酸，而所缺者西方之辛也，酸每欲得辛，以发舒其性情；金之味辛，而所缺者东方之酸也，辛每欲得酸，以收敛其性质；火之味苦，而所缺者北方之咸也，苦每欲得咸以损其所有余；水之味咸，而所缺者南方之苦也，咸每欲得苦，以补其所不足②。《经》云：肝欲散，急食辛以散之；肺欲收，急食酸以收之；心欲软，急食咸以软之；肾欲坚，急食苦以坚之。盖震兑交而东西始成③，坎离交而水火有本④，然则岐黄家之衰多益寡⑤，亦天地间盈虚之理而已矣。

【注释】

①弥纶：周遍包罗。

23

②如木之味酸……以补其所不足：五行与五脏、五味相结合而相互生克。

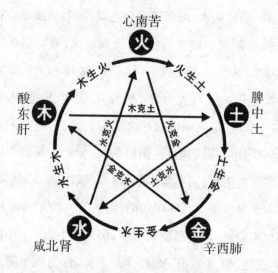

五行与五脏、五味相互生克图

③震兑交而东西始成：根据文王后天八卦方位图，即震卦为起始点，位列正东。按顺时针方向，依次为巽卦，东南；离卦，正南；坤卦，西南；兑卦，正西；乾卦，西北；坎卦，正北；艮卦，东北。所以说震兑交而东西始成。

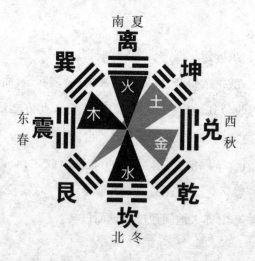

文王后天八卦方位图

④坎离交而水火有本：根据文王后天八卦方位图，坎卦，正北；离卦，正南。

所以说坎离交而水火有本。

⑤裒(póu)多益寡：出之《周易·谦》："君子以裒多益寡，称物平施。"裒，减少；益，增补。削减多余，用来增补不足。

阳能统阴、阴不能统阳说

今天下竞言养阴矣，固以阴之能敌夫阳也，岂知宇宙间只有一阳耳，安有所谓阴者乎？夫一阴一阳之对待，亘古已然。今曰有阳无阴，毋乃怪甚？而固无嫌于怪也，试即目前之理而朴实言之。

太阳即日也，其形大于地球百倍，孤悬空中而晃八星[1]，春夏日行温带而热，秋冬日不行温带而寒。春夏秋冬，寒热虽不同，而其为太阳者，自若[2]也。日中日晃地球之上面而热，夜半日不晃地球之上面而寒，日中、夜半，寒热虽不同，而其为太阳者，自若也。然则宇宙间只有一个阳耳，而顾于阳之外，添出一个阴来，岂非蛇足之甚？而亦非也。古今太阳虽无对，物之表里则有对。表者得与日光相向，故谓之阳；里者不得与日光相向，则不得谓之阳，不得谓之阳，只得谓之阴而已矣。今之人竞重养阴，以为阴者阳之母也，亦曾即宇宙而统筹其全局哉。

上卷

【注释】

①八星：指太阳系的八大行星，按照离太阳的距离从近到远，依次为水星、金星、地球、火星、木星、土星、天王星、海王星。

②自若：一如既往；依然如故。

少阳为生命之本说

太阳居一涵九，太阴居四涵六，而皆列于西北两方；少阳居三涵七，少阴居二涵八，而皆于南东两方[1]。此即二老退休，子妇当权之义也。肝为阳中少阳[2]，肾为阴中少阴[3]，二方和合，方立室家。乃[4]人但知女正位乎内，不知男正位乎外，竟欲将少阳一火，推倒一切。岂知人之身皆水也，水之流皆火也，此火一灭，三焦不为决渎，吾身气机顷刻止息矣。故吾愿人将此一火性命保之。

【注释】

①太阳居一涵九……而皆于南东两方：据洛书而论。

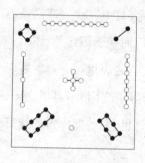

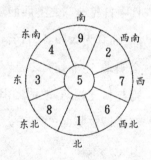

洛书数配九宫方位图

②肝为阳中少阳：《素问·六节藏象论》曰："肝者，罢极之本，魂之居也；其华在爪，其充在筋，以生血气，其味酸，其色苍，此为阳中之少阳，通于春气。"

③肾为阴中少阴：《素问·六节藏象论》曰："肾者，主蛰，封藏之本，精之处也；其华在发，其充在骨，为阴中之少阴，通于冬气。"

④乃：可是；然而。

太阴不离少阳之精粹说

　　爇①万物者莫如火，火能作热，昭昭②然矣；燥万物者莫如风，风能作热，比比③是矣。余一不解夫④，湿居土中，既不等夫日晃空中，亦不等夫风行地上，其热从何而来也？及观鸿荒⑤肇造，丹天⑥火气，下临戊癸二方，戊申连位，夹未土于中；癸寅同宫，夹丑土于中⑦，乃知自有世界以来，有一太阴导彼前路，即有一少阳步彼后尘。所以厕粪湿薮也，而含有磷质、硝土湿物也，而藏有炭气，是太阴之与少阳，不啻⑧表立于此，而影随于彼也。或曰：太阴能生少阳，固⑨也，太阴亦能生厥阴乎。余曰：太阴生少阳，特地之生也；太阴生厥阴，隔位之生也。或曰：风不胜湿，经训昭然⑩，今云太阴能生厥阴，果何所见而云然乎？余曰：太阴虽不能生厥阴，而未尝不能生少阳，生少阳即所以生厥阴也，试就其理之浅者言之。

　　湿证初来，舌苔滑白、胸膈痞闷，太阴也；积渐而前，舌苔干黄、胸膈烦闷，少阳也；再积渐而前，痰厥神昏、舌短干呕，则热极生风，而为厥阴也。然虽曰厥阴其源从太阴而来，纵有诸热证，亦不过微风习习，终不能如少阳之火之能燎原也。所以然者，风湿交争，风不胜湿，风欲陡⑪其威，湿能制其命，此证未传，不必以大小定风珠平其傀儡之风，唯以渗湿解结汤峻逐其太阴之湿。太阴之湿既罢，而少阳之火、厥阴之风悉罢矣。

上卷

【注释】

　　①爇（hàn）：烧，烘烤。

　　②昭昭：明亮；光明。

　　③比比：到处。

　　④夫：文言助词，无义。

⑤鸿荒:同"洪荒"。混沌蒙昧的状态,指远古时代。

⑥丹天:指赤色的云气。

⑦下临戊癸二方……夹丑土于中:据五行八卦演化而来。

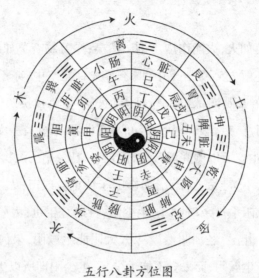

五行八卦方位图

⑧不啻(chì):不但。

⑨固:确实。

⑩昭然:明明白白。

⑪陡:同"抖"。

太阴不离少阴之精粹说

太阴湿土,位居中州,所谓二十八宿①罗心胸,元精耿耿②在当中也。或从木化,或从火化,或从金化,或从水化,四通八达,原如通天大道,不独不离乎少阴也。然少阴为水,太阴为湿,水为湿之前身,湿为水之转身,故太阴病不解,不从火化而为少阳,便从水化而为少阴,以少阴为太阴出身之胞胎也。夫万物之始,始于少阴,万物之终,终于少阴,无论为温证、为伤寒,一见少阴脉证,便为九死一生。医者凡遇元阳不振之人,能处处顾及其阳,斯为善治少阴也夫。

【注释】

①二十八宿:又名二十八舍或二十八星,系分布于黄道或赤道带附近一周天的二十八个星官。中国古代选作观测日、月、五星在星空中的运行及其他天象的相对标志。分为四组,每组七宿,与四方和四种动物形象(称"四象")相配。二十八宿以北斗星斗柄所指的角宿为起点,由西向东排列,它们的名称和四象的关系是:

东方称青龙:角木蛟、亢金龙、氐土貉、房日兔、心月狐、尾火虎、箕水豹。

南方称朱雀:井木犴、鬼金羊、柳土獐、星日马、张月鹿、翼火蛇、轸水蚓。

西方称白虎:奎木狼、娄金狗、胃土雉、昴日鸡、毕月乌、觜火猴、参水猿。

北方称玄武(龟和蛇):斗木獬、牛金牛、女土蝠、虚日鼠、危月燕、室火猪、壁水貐。

②耿耿:显著。

六淫湿证独多说

人之一身,不外乎水火。风、温、暑,皆火也;湿、燥、寒,皆水也。火盛必伤阴,水胜必伤阳,二者原属两平之比例。然火之性刚,犹之父也;水之性柔,犹之母也。人畏父,故蹈矩循规,获免于罪戾①;人亲母,故狃恩恃爱②,多沦于泥涂。然则人得天一所生之水以为水,皆母之所以胞胎乎我也;得山川钟毓③之精以为精,皆母之所以鞠育④夫我也。涵茹其菁华,吐纳其空气,母亦何伤于人乎?奈云行雨施,藏有利刃,烟笼雾锁,伏有危机。山之珍,海之错⑤,强半⑥多烂肠;食养阴,饮养阳,不检便中毒。是天地间最适乎我者,即天地间之最溺乎我者也。况乎土旺于四时，春夏风火登场，土并喧其锣鼓，秋冬金水出面，土同奏厥⑦笙簧，亘古为然，到处如是。诚能于临证之时，一一验之，便知余言不谬矣。

【注释】

①罪戾：罪恶、过失。

②狎(xiá)恃爱：狎，亲近而态度不庄重；恃，凭借，依靠。轻慢恩德，仗人之爱。凭借别人所给予的恩泽而骄横妄为。

③钟毓(yù)：钟，集中、专一。毓，孕育、产生。

④鞠育：生育、抚育、养育。

⑤海之错：种类错杂的海产。

⑥强半：大半。

⑦厥：其。

太阳之上，寒气治之，所谓本也；
本之下中之见也，见之下气之标也解

膀胱小肠便谓之本；膀胱小肠之经络，便谓之标；少阴为其内容，便谓之本之下中之见。本皆寒气治之，故谓其本为寒；标皆太阳主之，故谓其标为热。标本异气，故太阳从本从标。《金鉴》①总注谓太阳为一身外藩，总六经而统荣卫；张石顽②谓太阳发于至阴，上于胸膈，出于肌腠，连于皮毛。据此二说观之，似人身之表里上下，皆属太阳。其说近于泛滥而无归，糊涂而一片。然太阳谓之巨阳③，巨阳者，人所得于天之元气也，元气混沦④，无所不该⑤，元气周流，无所不到，以上二说，亦属彻上彻下，包孕万有⑥之谈。但天之风暑湿燥寒，地之木火土金水，人之肝心脾肺肾，皆星罗棋布于太阳里面，亦不得不划疆而王，分民而治。治此证者，识得太阳界分，并识得太阳所统之界分，乃不至于歧路而亡羊也。

夫太阳为寒水⑦，寒邪原能伤之，然太阳为表分，风邪、暑邪、燥邪、湿邪，亦何尝不能伤之也。虽然太阳伤寒，其邪只发于本经，太阳伤风、太阳伤暑、太阳伤燥、太阳伤湿，其邪实发于他经。夫既发于他经，乃是由他经而侵入于本经也，治之者误认为本经见证则误矣。但天地间有至不齐⑧之造化，由他经浸淫于本经，固不可妄动本经；若由本经浸淫于他经，又不可不动本经。观于太阳与少阳合病，太阳与阳明合病，太阳与三阴合病，载在《伤寒例》中，班班⑨可考，不得固执前法矣。然太阳有本经与他经之交涉，又有本经与本经之交涉，如风邪与寒邪也，肤表与肌表也，卫分与荣分也，虽同为太阳之病，然治法差之毫厘，便谬以千里，而可以躁心尝⑩之乎？

太阳本寒而标热，少阴本热而标寒，一上一下之谓也，譬有物于此，自上面言之，谓之太阳；自下面言之，谓之少阴。太阳表气太虚，不能固表，必犯入于里面少阴；少阴里气太虚，不能固里，必累及于表面太阳。表重于里，麻黄辛附汤，先解其表；里重于表，四逆汤，先温其里，二者诚精义⑪入神之法矣。太阳有寒热，少阴亦有寒热，以太阳之本寒，内合少阴之标寒，则邪从寒化而为少阴寒邪；以太阳之标热，内合少阴之本热，则邪从热化，而为少阴热邪。然有太阳传入于少阴者，亦有少阴缩入于太阳者。太阳伤寒，寒邪太重，必引动少阴之水气，如小青龙汤等证是也；太阳中风，风邪太重，必引动少阴之火气，如防风通圣等证是也。盖太阳为表，表者里之纲。表气不和，必扰动其里气，治太阳者亦先事预防可也。

【注释】

①《金鉴》：指清代吴谦所编纂的《医宗金鉴》。

②张石顽：清初医学家。名璐，字路玉，号石顽老人。长洲（今江苏苏州）人。著有《张氏医通》一书。

③巨阳：《素问·热论》曰："太阳者，巨阳矣。巨阳者，诸阳之属也，其脉连于风府，故为诸阳主气也。"

④混沦：混沌，混合而不分明。

⑤该：同"赅"。完备。

⑥万有：万物。

⑦夫太阳为寒水：清代黄元御《四圣心源》曰："寒者，太阳水气之所化也。在天为寒，在地为水，在人为膀胱。太阳以寒水主令，足太阳膀胱，水也，手太阳小肠，火也，火水异气，而以寒水统之，缘水位于下而生于上。离中之阴，水之根也。离阴降而下交坎位而化水，水降于火，是以丙火化气于壬水。火化而为水，则热从寒化，故太阳之气，水火并统，而独以寒水名也。"

⑧不齐：《孟子·滕文公上》云："夫物之不齐，物之情也。"意思是，事物千差万别，这是客观情形。

⑨班班：明显的样子。

⑩尝：试探。

⑪精义：精要的义理。

湿证发微

阳明之上，燥气治之，所谓本也；
本之下中之见也，见之下气之标也解

胃与大肠，便谓之本；胃大肠之络，便谓之标；太阴为其内容，便谓本之下中之见。本皆燥气治之，故谓其本为燥；标皆阳气主之，故谓其标为阳。阳明不从标本，从中见，中见者太阴也。太阴者湿土也，燥金从湿土而化①，是为以子而从母②也，顾均一从中见也。厥阴之从中见，为以母而从子；阳明之从中见，为以子而从母。从子从母，不源源本本言之，恐其义终不畅也。

宇宙间物类，凡属阳者，皆为天道，天道左旋，即河图木、火、土、金、水之序

32

也;凡属阴者,皆为地道,地道右旋,即河图水、金、土、火、木之序也。从左而旋,为知来者逆;从右而旋,为数往者顺。质③而言之,即《易经》水流湿、火就燥之义也。今厥阴不从标本从中见,以厥阴虽属木,而木之进一位为火,以木从火,是为以母而从子也;阳明不从标本从中见,以阳明虽属金,而金之退一位为土,以金从土,是为以子而从母也。或曰:阳明既从中见,凡病阳明者,皆以从阴化矣,何以《伤寒论》阳明篇竟有承气汤证耶?曰:从子从母,是论天地间正化之阴阳,非论人身内克贼之阴阳也。若论克贼之阴阳,仍是邪从阳化而为阳,邪从阴化而为阴。如阳明病,脉实大、谵语潮热,是为从阳化之阳明;阳明病,脉微脉迟、初头硬后必溏,是为从阴化之阳明。阳化阴化,亦随其人之虚实而已矣。

【注释】

①燥金从湿土而化:清代黄元御《四圣心源》曰:"燥者,阳明金气之所化也。在天为燥,在地为金,在人为大肠。阳明以燥金主令,胃土从令而化燥;太阴以湿土主令,肺金从令而化湿。胃土之燥,子气而非本气,子气不敌本气之旺,故阴盛之家,胃土恒湿;肺金之湿,母气而非本气,母气不敌本气之旺,故阳盛之家,肺金恒燥。"

②以子而从母:阳明为金,太阴为土,土生金,故土为金之母。"燥金从湿土而化",故曰"以子而从母"。

③质:问明;辨别。

少阳之上,相火治之,所谓本也;
本之下中之见也,见之下气之标也解

胆与三焦,便谓之木;胆与三焦之经络,便谓之标;厥阴为其内容,便谓之
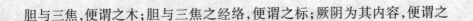

本之下中之见。本皆火气治之，故谓其本为火；标其少阳主之，故谓其标为阳。标本一气，故少阳从本，从本者以本气为化也。人之一身阳居乎上，阴居乎下，少阳则不上不下；阴居乎后，阳居乎前，少阳则不后不前。阳热而阴寒，少阳则不热不寒；阳表则阴里，少阳则半表半里；太阳为开，阳明为合，少阳为两经之枢；中于背下太阳，中于腹下阳明，少阳居一身之侧。以日序之阴阳言之，少阳前有太阳，后有厥阴；以年序之阴阳言之，少阳前有阳明，后有太阴。千端万绪，说得少阳有如焚轮①之风，转轮之蓬，几于无处捉摸。

　　余以为，少阳者，天地间之稚阳也②，其气伏于九重渊底，动而无动，静而无静，如奇花初胎，婴儿未孩；渐积而前，而管灰飞③；渐积而前，而纸鸢起；再渐积而前，而彻上彻下矣。然少阳为游部④，其气游走无定，以少阳而兼太阳阳明，其证故多；以少阳而兼太阴少阴厥阴，其证亦复不少。但其游走之部位，虽散无有纪，其本身站立之部位，亦不过一丝一线之微。医者认定其站立部位，而认得真面目，任其东走西窜，总逃不出少阳圈缋⑤。其寒热往来于外者，以小柴胡汤加减诸汤；寒热互搏于中者，用黄芪黄连半夏泻心等汤，执中枢以运四旁，亦何虑其变化之莫测乎？但他经有中见，经虽不言明其从中见，而风火一气，火盛势必生风，故无论为传入证，为转属证，迁延至于末传，痉厥神昏，舌短烦躁，虽曰厥阴为之，实皆少阳为之也，人亦参以活法焉可矣。

【注释】

　　①焚轮：如暴风的旋转，由上而下。

　　②少阳者，天地间之稚阳也：清代石寿棠《医原》："厥阴为阴之极，阴极则阳生，而阴转入于阳，阳之初生为少阳。少阳，稚阳也。"

　　③管灰飞：管，指一种乐器，吕管。吕管形状像竹子，长短粗细有一定的标准，共有十二种，埋在地下。由于这十二种管子长短不一，深入地下的长短也不同，而上端则是齐平的，管中充满了芦灰，管口用"竹衣"（竹子内的薄膜）轻轻贴上，到了冬至一阳生的时候，最长管子中的灰，首先受到地下阳气上升的

影响,便喷出管外,同时发出"嗡"的声音,这叫黄钟之音。这一现象俗称"灰飞"。

④少阳为游部:《素问·阴阳类论》:"少阳为游部,其气游行三焦。"

⑤圈缋(huì):框框。

太阴之上,湿土治之,所谓本也;
本之下中之见也,见之下气之标也解

脾肺便谓之本;脾肺之经络,便谓之标;阳明为其内容,便谓之本之下中之见。本皆湿气治之,故谓其本为湿;标皆太阴主之,故谓其标为阴。标本一气,故太阴从本,从本者,以本为化也。天地之气,阳与阴而已矣。阳气极盛,不曾有些须[①]阴气厕乎其间,谓之纯阳;阴气极盛,不曾有些须阳气与乎其内,谓之纯阴。纯阴者太阴也,手太阴为肺,足太阴为脾,二者皆湿气治之,故皆谓之湿,而皆谓之土也。但脾之位卑,谓之为湿,人所易晓;肺之位高,谓之为湿,人所难知也。

不知肺为天之气,脾为地之气,天地不一其位置,天地实一其渊源。天涵乎湿之气,天非特[②]天自能有此气,天气之缊缊[③],实皆地气之升腾也;地涵乎湿之质,地非特地自能有此质,地气之磅礴,实皆天气之固结也。关乎天地之同一湿土,脾肺之同一湿土,不从可知乎? 地之中层为湿土,附于湿土一层为燥金。湿土属诸太阴,燥金属诸阳明,二者同居中州,两相和合,原牟尼[④]而一串也,如一物然。自彼头言之,谓之湿土,自此头言之,谓之燥金,一颠一倒谓之也。太阴既为本气,本气里面所包容,与本气为对待者,非本之下中之见乎。阳明不从表本从中见,太阴独从本者,天地间之物性,阴乐与阴合,自不乐与阳合也。况进一步以求之,湿土为阴,燥金为阴,从本即从中见也。但阴阳有定数,阴阳原无定位,二者但就本气言之,固皆为阴;若就标气言之,究竟阳明为

上卷

35

阳,太阴为阴也,学者亦善会其意焉可矣。

【注释】

①些须:一点儿。

②特:单独;单单。

③绲缊(yīn yūn):亦作"氤氲"。表示混沌之气飘荡聚合,轻扬者化为天,重浊者化为地的变化过程。

④牟尼:又称牟尼子、牟尼珠,即数珠。佛教徒念佛、持咒、诵经时用来计数的成串珠子。多用木槵子等制成,每串以二十七颗、一百零八颗为常见。

少阴之上,君火治之,所谓本也; 本之下中之见也,见之下气之标也解

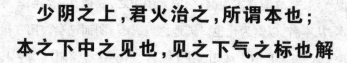

心肾便谓之本;心肾之经络,便谓之标;太阳为其内容,便谓之本之下中之见。本皆火气治之,故谓其本为热;标皆少阴主之,故谓其标为寒。标本异气,故少阴从本从标。从本从标者,寒热兼见俱有之说也。手少阴为心,足少阴为肾。心处南方,谓之为火,人所易晓;肾处北方,谓之为火,人所难信。殊不知心于卦为离,肾于卦为坎①,坎上下皆阴,犹之水遍满乎两大②。然非居中之元阳,为之大气盘旋,水亦难周流六虚③,亘古今而无极④。是遍满乎两大者水,而能使之周流乎两大者皆火也。此心肾皆属诸少阴,而皆为之火也。然火则火矣,而特谓之君火者,此中有绝大妙义,不铺陈言之,不能睹其大全也。

人之一身,除火以外,为木土金水。木何以为木,亦赖火而有此木;土何以为土,亦赖火而有此土;金何以为金,亦赖火而有此金;水何以为水,亦赖火而有此水。夫木土金水,皆赖一火为之驾驭,犹之杲⑤日当空,万物皆欣欣而向荣;天子当阳,万众皆欣欣而用命。其位至尊无对,故谓之为君而已矣。自此

君火一宣，而外此三焦之相火，下元之命火，亦与相助为理，煦妪⑥而成一家。稍过便为壮火，不及便为少火，但少火能生气，壮火能食气⑦。治少阴者，亦剂⑧其过与不及，使之协于大中⑨而已矣。夫少阴有本，本则为火，善治其火而便了；少阴有标，标则为寒，实关系人之性命。观于《伤寒》一书，少阴独多死证，非死于少阴之热，实死于少阴之寒也。何也？少阴标气，原自为寒，再有外寒与之附和，是为寒上加寒，肾中一点元阳，必不能支，无论四逆汤、附子汤为补火之妙剂，即茯苓之导水，吴萸之扶木，无非从他面盘旋，使此一点真火，不至泪⑩没于纯阴冱⑪寒之中也。

少阴之中见为太阳，太阳本寒而标热，少阴本热为标寒，两两针锋相对。太阳之本寒，最易粘带少阴之标寒；太阳之标热，最易粘带少阴之本热。太阳本寒，挟有少阴标寒，但治其阳而不治其阴，难望真精胥畅；太阳标热，挟有少阴本热，但治其表而不治其里，难望内火毕宣。太阳本寒，不曾挟少阴标寒，使治寒太过，邪必由寒而化热；太阳标热，不曾挟少阴本热，使治热太过，邪必由热而化寒。太阳为一身外藩，八万四千毫毛，与空气相为往来，亦与邪气相为晋接⑫。太阳伤寒，太阳伤燥，使寒燥之气太重，必引动足少阴之水气与之附和；太阳中风，太阳中火，使风火之气太重，必引动少阴之火气与之盘旋。水气一动，而泣涕俱出；火气一动，而烦满交加。头头是道者，亦处处皆通，唯在细心人徐⑬为领略，难以口舌传，亦难以笔墨传也。

【注释】

①心于卦为离，肾于卦为坎：心在河图之南，地二生火，天七成之，在卦属离，与小肠相表里；肾在河图之北，天一生水，地六成之，在卦属坎，与膀胱相表里。

②两大：两者并大。

③六虚：上下四方。

④无极：没有穷尽。

⑤杲(gǎo):明亮。

⑥煦妪:本指天地博爱,生养万物。

⑦少火能生气,壮火能食气:《素问·阴阳应象大论》曰:"壮火之气衰,少火之气壮;壮火食气,气食少火;壮火散气,少火生气。"张景岳《类经》注:"火,天地之阳气也。天非此火,不能生物;人非此火,不能有生。故万物之生,皆由阳气。但阳和之火则生物,亢烈之火反害物,故火太过气反衰,火和平则气乃壮。"

⑧剂:调节;调和。

⑨大中:中正之道。

⑩汩(gǔ):沉没。

⑪冱(hù):冻结。

⑫晋接:交接。

⑬徐:慢慢地。

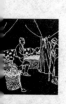

厥阴之上,风气治之,所谓本也;
本之下中之见也,见之下气之标也解

心包与肝便谓之本;心包与肝之经络,便谓之标;少阳为其内容,便谓之本之下中之见。本皆风气治之,故谓其本为风;标皆厥阴主之,故谓其标为阴。标本异气,故不从标本从中见。从中见者,以中气为化也。手厥阴为心包络,心主生血;足厥阴为之肝,肝主藏血。心处乎上,以所生之血温肌肉而充皮肤,循经之血也;肝处乎下,以所藏之血灌诸阳而渗诸阴,守经之血也。使上焦之血,不能养心,下焦之血,不能养肝,驯①至于髓海枯、血海涸,犹得成为厥阴乎?厥者尽也,言阳气之剥尽也。剥床于足,剥床于辨,剥床于肤,几如未食之硕果②;酉会消天,戌会消地,亥会消人,酷似未开之鸿蒙③。然虽曰阴之绝阳,究竟阳藏于阴,乾遇巽而巽虽断,地逢雷而雷将升④。邵子⑤云,冬至子之半,天心未改移,元酒味方淡,黄钟音正希⑥。斯言得之矣。厥阴主风木,中见为少阳,少阳火也,以木而从乎火,犹之以母而亲乎子也。故厥阴伤寒,消渴、气上撞心、心中痛热、饥不欲食等证,亦只病及其本经,非必急急与少阳为难者,乃楚人亡猿,祸延林木⑦;城门失火,灾及池鱼⑧。厥阴之火一动,少阳之火即随之而炎,发痉发厥,发烦发渴,表里上下,皆成燎原矣。然理以反观而始见,证以互勘而愈明。木为枯燥之木,故畏见少阳;木为湿润之木,又喜见少阳。观于厥阴寒邪,口吐涎沫,脉细欲断,肢冷身凉,得见往来寒热、胸胁苦满等证,反为吉兆,何也?厥阴之木,沉于九重渊底,最难煦其寒冷之气,今得少阳之火与之附和,虽曰以阳济阴,实阴出之阳也。《伤寒》注曰:厥阴病衰,转属少阳为欲愈。其即此意也夫。

按厥阴少阳,虽分二气,实出一源。离厥阴而言少阳,阳不兼乎阴,便不得为之少阳;离少阳而言厥阴,阴不兼乎阳,便不得为之厥阴。两经原牟尼一串。厥阴之厥热胜复,即少阳之寒热往来;厥阴之气上撞心、心中痛热,即少阳之胸胁苦满、心烦喜呕也。治病者,若认不清畔界,将此之盘针一差,径途迥别,其变有不可胜言者矣。

【注释】

①驯:逐渐地。

②剥床于足,剥床于辨,剥床于肤,几如未食之硕果:语出《周易》二十三卦"剥":"初六,剥床以足,蔑,贞凶。六二,剥床以辨,蔑,贞凶。……六四,剥床以肤,凶。……上九,硕果不食,君子得舆,小人剥庐。"剥,六十四卦之一,指伤害、剥夺,在这里作拆毁解。床,卧具。辨,床板。肤,席子。"剥床于足,剥床于辨,剥床于肤"意指去掉床的脚(毁掉下面的基础)、去掉床板、去掉床上的席子,形容受损害的程度递增。"硕果不食,君子得舆,小人剥庐"意思是,贵族把收获分给小民,得到小民的拥护,好比得到可承载的车子;小民不食,收获都被

贵族夺去,只好去撅荠菜根来充饥。此处通过卦象来说明阴阳之间的争斗、依存和转化。

③酉会消天……鸿蒙:传说在盘古开天辟地之前,宇宙是一团混沌元气,这种元气叫做鸿蒙,因此把那个时代称鸿蒙时代。酉者,天老也,戌者地灭也,亥者人藏也。天地人近于无,故曰"酷似未开之鸿蒙"。

④乾遇巽而巽虽断,地逢雷而雷将升:八卦图衍生自中国古代的河图与洛书,传为伏羲所作。其中河图演化为先天八卦,洛书演化为后天八卦。八卦各有三爻,"乾、坤、震、巽、坎、离、艮、兑"分立八方,象征"天、地、雷、风、水、火、山、泽"八种事物与自然现象,象征世界的变化与循环。

⑤邵子:指邵雍,北宋哲学家,字尧夫,谥号康节,自号安乐先生、伊川翁,后人称百源先生。其先范阳(今河北涿州)人,幼随父迁共城(今河南辉县)。少有志,读书苏门山百源上。仁宗嘉祐及神宗熙宁中,先后被召授官,皆不赴。创"先天学",以为万物皆由"太极"演化而成。著有《观物篇》《先天图》《伊川击壤集》《皇极经世》等。

⑥冬至子之半,天心未改移,元酒味方淡,黄钟音正希:出自邵雍《冬至吟》:"冬至子之半,天心无改移。一阳初起处,万物未生时。玄酒味方淡,大音声正希。此方如不信,更请问庖牺。""元酒"即玄酒,指甘露;黄钟,参见前文第34页"管灰飞"注解;希,同"稀"。意思是,一年中的冬至,就像一日中的子时(即晚上十二点钟),为一阳之气初动之时将生,此时"不阴也不阳"(天心为道家之语)。张景岳《类经图翼》云:"夫玄酒方淡,指天一之初生;大音正希,谓黄钟之将起。"

⑦楚人亡猿,祸延林木:典出北齐杜弼《檄梁文》:"但恐楚国亡猿,祸延林木;城门失火,殃及池鱼。"春秋战国时代,楚王豢养的一只猴子一次跑到山林里去了,楚王派人捉,怎么也捉不到,后来为了把猴子从山里赶出来,就放了一把火,把山林烧了。比喻因小事而引起大祸。

⑧城门失火,灾及池鱼:池氏总代数四十九世之裔池仲鱼,封授城门侯,而

因城里失火，皇上责罪于池仲鱼疏于护城不力，池仲鱼被革职，并被诛九族。后比喻无故遭受株连。

太阴湿土说

客有问于余曰：太阴气至，发为䐜胀，何也？余曰：太阴属脾，脾属土，土有主气，兼有诸脏辅气，与阳明胃为夫妇之脏，与少阴火为子母之脏，与厥阴肝、太阴肺为兄弟之脏，阳奇阴耦，相与眷属一家，以出入天地之造化，吐纳水谷之精气，居中央而连四旁，何有坚大如盘、撑胀异常之为患乎？奈六画皆坤^①，十月无阳^②，本脏原属湿区，复又引时令之湿，与水谷之湿，相与聚会而逞雄，向所为眷属一家者。阳明不为之化燥，少阴不为之益火，肺不为之开通，肝不为之疏泄，逐致有入无出，排脏腑、郭胸胁，而诸胀证纷来矣^③。

客曰：太阴腹满，既闻其说矣。太阴吐利腹痛，亦有精义乎？余曰：脾胃同居中州，腹干乃其部也，胃属阳，脾属阴，标本异气，盛衰无常。其人阳盛于阴，则邪归阳明，其吐利形状，譬如釜下火太旺，釜中水决裂四出，此自系热证，与脾土无干；若阴盛于阳，其邪归太阴，其吐利形状，譬如极敝烂之布囊，东西一点承受不得，不从上露，即从下露，溃散几不可收拾，非用理中、四逆，何以缝固其囊乎？太阴腹痛，其证最繁，试举其极难辨者言之。湿者水也，水盛必克火，水深必灭木。水来克火而痛，谓之悸痛；水来灭木而痛，谓之悬痛。悸痛者，在膈间；悬痛者，在胁下。二者皆惑人之病也。悸痛、怔忡、惊骇，甚则烦杂无奈，医者率视为虚痛，而用补益，否则视为火痛，而用寒凉。岂知心位正阳，阳虚无以行水，水多反来郁火，心被水围，因而怔忡惊悸、烦杂无奈，此正由水盛，而非由火盛也。悬痛者，胁下聚饮作痛也。胁处半表半里，为阳去入阴之道路，暑湿之邪，留连上中两焦，久而莫愈，以致关节之地，往来滞涩，牵行作痛，断不可视为少阳伤寒，而用柴胡。唯以香附旋覆花汤逐其胁下之饮，而病如失矣。

客曰：湿之病状，竟如是之纷繁莫纪乎？余曰：子何见之浅也！余前所言，只略举起大端，犹未胪举④其全。若举其全凿凿言之，则更仆⑤不能终矣。

客曰：试言其略，可乎？余曰：张长沙长于伤寒，寒之正病知之，凡由寒而出入者，亦莫不知之；刘河间精于治火，火之经病晓之，凡由火而变化者，亦莫不晓之。余欲极湿之出入变化，为此证大开生面，虽不敢谓悉中微茫，窃愿举夙昔之所经者，为子略陈焉。今之言湿者，莫不曰长夏也，夫但举长夏之湿为湿，正其不知湿者也，湿于五行为土，土苴万物，金木水火，无所不包；土总四时，春夏秋冬，无所不备。无论两阳，且湿司令，湿时未至，湿或先来。阳明太阳，燥寒行气也，而时已过，湿或隐伏。医者执春温夏暑秋凉冬寒之说，以为探骊得珠⑥也，而不知飞鸿已翔于寥廓，弋者犹视于薮泽⑦，其凿枘⑧早自不合矣。夫湿窜于头必眩晕，湿丽于身必沉重，湿流于足必肿痛。湿者水也，水有五水；湿者饮也，饮有五饮。湿证变淋，湿证变疝，湿证变痿，湿证变浊，以及瘰痢疸痹，吐衄崩带，疹痘杨梅，极万有不齐之数，固皆不出湿之范围矣。

客曰：湿之变繁如此，何从而辨之？余曰：亦不难辨也。湿为阴邪，脉来必不浮亦不大，或弦或细或缓。现证面目黄，舌苔白滑，甚则灰，头痛或兼眩晕，身痛或兼沉重，身热自汗或稍恶寒，胸痞不知饥，口渴不欲饮，心下悸，腹时痛。虽恶寒似伤寒，但伤寒无汗，此则有汗；汗出似中风，但中风脉浮缓，此则沉缓；口渴似温证，但温证能饮，此则不能饮。既反复以求其真，复对勘以辨其似邪，亦何能遁其形乎？

【注释】

①六画皆坤：六画即六画卦，指六十四卦。脾属土，与坤卦相应。

②十月无阳：古代阴阳学说认为，"四月无阴，十月无阳""四月纯阳，十月纯阴"。四月以后，阴气始生；十月以后，阳气始生。

③排脏腑……纷来矣：语出《灵枢·胀论》："夫胀者，皆在于脏腑之外，排脏腑而郭胸胁，胀皮肤，故命曰胀。"郭，空。

④胪(lú)举：列举。

⑤仆：又。

⑥探骊得珠：典出《庄子集释》卷十上《杂篇·列御寇》。骊，古指黑龙。在骊龙的颔下取得宝珠。原指冒大险得大利，后常比喻文章含义深刻，措辞扼要，得到要领。

⑦飞鸿已翔于寥廓，弋者犹视于薮泽：出自《东坡养生集》。鸿雁在天空中高飞，用带绳子的箭射鸟的人是没有办法抓住的，他们只能在水草茂密的沼泽湖泊地带发挥作用。

⑧凿枘(ruì)：比喻互相投合。凿，榫眼；枘，榫头。

上卷

太阴传入厥阴说

温热末传，往往惊厥神昏，舌短干呕，其为厥阴见证明甚。足太阴脾，湿土纯阴脏也，与少阳火似风马牛不相及，然湿之传化，各随其人之寒热。其人素偏于寒，则湿从寒化，形寒嗜卧，脉细肢厥；若素偏于热，则湿从热化，而窜入三焦，三焦为火，加入外来湿邪，如火上加油，火气挟水气而愈烈，水势借火势而愈怅①，两两和合，两两沸腾。上走手厥阴②家，如云蒸霞蔚，而神为之昏；下走足厥阴③家，如日炙火熬，而肝为之躁。神昏则渐不识人，肝躁则筋似不活，比之温热末传，其情状固不甚相悬也。医者不必待其已到厥阴而后调治，当其邪在少阳，湿热交战之时，即审量湿热之偏多偏少。假令湿有七分，热只二分，则与以刚中之柔；热有七分，湿只二分，则与以柔中之刚；若湿热两停，用药亦刚柔两平，然此中有讨巧法，为余凤昔所治验者，试合首尾而确凿言之。

太阴发火，原属阴火，虽曰阴火，火势至熏灼之时，竟能口伤烂赤，小水浑浊。阴火酷似阳火，然虽似阳火，推其觞之始滥，究竟从阴分而来。夫既从阴分而来，则湿为其本，热乃其标也，余以为斩草要斩根，擒贼要擒王，无论湿热两停,固宜用刚远柔,即热有七分,湿有三分,当参用柔药者,亦可与以刚中之柔。盖湿能留热,热不能留湿,偏去其湿,即所以偏去其热也。然非胸中有竹,眼底无花,虽湿热当前,亦不知湿热为何物。即略知为何物,而湿热之多多寡寡,亦茫然无所低昂④,用药毗⑤刚则添刚病,毗柔则添柔病,刚柔互换,阴阳两亏,日复一日,而病遂不支矣。

风温、温热、暑温、湿温,四者均有惊厥神昏、舌短干呕等证,吴氏概主以清宫等汤⑥。然风火阳邪,阳和以阴,诸药自是不桃之品。暑湿两邪,为阴中有阳,阳中有阴,亦以此汤沃⑦之,揆之于理⑧,终不甚合。余主以渗湿解结汤,屡试屡验,故特别白⑨言之。再,此证牙关紧急,口难于言,果察其人舌滑不渴,即渴亦不多饮,胸痞不食,即食亦中停不下,虽口伤烂赤、小水浑浊,热邪极盛,用清不如用下,不如加干姜、二丑,使行泻一两次,盖湿热蒸围,天君⑩被困,立刻有闭脱之虞,大开幽门,放水下行,斯拨云雾而见青天矣。

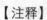

【注释】

①伥:疑当作"伥",狂也。

②手厥阴:指手厥阴心包经,手厥阴心包经与手少阳三焦经相表里。

③足厥阴:指足厥阴肝经,足厥阴肝经与足少阳胆经相表里。

④低昂:起伏,时高时低。

⑤毗:辅助。

⑥吴氏概主以清宫等汤:吴氏,指吴鞠通。清宫汤,出自《温病条辨》的古方,有清心解毒、养阴生津的功效。主治温病液伤,邪陷心包证。症见发热肢厥,神昏谵语,舌红绛,脉细数。

⑦沃:饮;喝。

⑧揆(kuí)之于理:即揆情度理。揆,估量揣测;度,猜想。按照情和理来推测、估计。

⑨别白:辨别明白。

⑩天君：心。因心为思维器官，故称为天君。《荀子·天论》："心居中虚以治五官，夫是之谓天君。"

太阴传入少阴说

太阴居外一层，如鸡子之白；少阴居里一层，如鸡子之黄。太阴旺在戌亥，与阳明对垒①；少阴旺在子丑，与太阳对垒。太阴司天，为湿气下临；少阴司天，为热气下临。两经画疆而王，夫亦何相干涉乎？然楚人亡猿，祸延林木，太阴虽在外，而肾之五液，原为太阴所输将；少阴虽在内，而脾之真精终归少阴所执掌。况太阴属土，若无肾水以济之，则土为敦阜②之土；少阴属水，若无脾土以制之，则水为泛滥之水；太阴属土，若无君火暖其土，土终成为卑监③；少阴属火，若无湿土济其火，火卒归于浮游④。两经原牟尼而一串，蝉联而一气也，然两两相因⑤者，实处处不同。有太阴证未罢，而传入少阴者；有太阴证既罢，而传入少阴者；有太阴太盛，而侵入少阴者；有太阴太虚，而滔⑥入少阴者；有太阴本寒，而从少阴寒化者；有太阴本热，而从少阴热化者。分之虽有万派，合之只是一源矣。夫手少阴为离，足少阴为坎⑦，坤与离合，从火化而为热；坤与坎合，从水化而为寒。少阴热邪，口燥咽干，舌唇生疮，心烦不眠；少阴寒邪，干呕，奔豚心悸，小便不利，热宜导赤泻心、黄连阿胶等汤，寒宜鹿附、真武、茯苓、桂枝等汤矣。

太阴传入少阴，从水化者多。水为客水，宜放其水；水为真水，宜暖其水。俾君火之权有主张，生阳之气有发宣，戊癸合德⑧，阴阳互根。手少阴停水，谓之心水；足少阴停水，谓之肾水。心水由于火虚不能行水，肾水由于阳虚不能制水，二者均宜温药和之。但治上焦之水，以逐水为主；治下焦之水，以暖水为主。夫同此一水，而一逐之一暖之，何哉？盖心者火也，水来克火，此正由水盛，故散水即所以补火；肾者水也，而宰之者火也，水来侮水⑨，此正由火衰，故补火即所以治水。然证有千端，法有万变。上焦宜逐水，倘水为虚水，何必不可补；下焦宜暖水，倘水为贼水，何必不可逐。既神明于规矩之中，复变通于规矩之外，而治少阴之能事毕矣。

再，水寒之气，由阳部而注于经，必身热脉沉；由阴部而注于骨，必身痛腰痛。寒湿停在下焦，少腹坠而尻脉酸；热湿停在下焦，舌白腐而肛坠痛。肾主两便，小便停湿而不利，大便积水而滑下；肾主五液，阳虚不能摄唾，阴寒时欲叶水。他如少阴发淋，少阴发疝，少阴带浊，少阴溺血，有握发难穷其变状者矣。

再，煦万物者莫如火，火而渊源于水，火之真精方畅；泽万物者莫如水，水而渊源于火，水之涨力弥张。一而神者两而化，天地亦何有缺理乎？奈人自受生以来，火在上而陷于下，水在下而泛于上，水火两不安其位，火在上而败于上，水在下而枯于下，水火各不举其职，人莫不曰此阴阳不互宅也。其说亦大近于理，不涉门外汉之谈矣。然吾观河图神数，一六居北，二七居南，南北中间，为五与十所居之位。夫此五与十者何也？即撑持宇宙之大地也，一六水之发源者在此，二七火之得气者在此。土与水火，原有两相和合之妙，虑其进入云乎哉！

再，太阴湿土，克少阴肾水，此理明甚。余于两经相合处，偏说得十分关切，见医道无穷，业此道者，不可故畦自封也。其实少阴证得戊土之化，无有不得生者，须知。

【注释】

①对垒：互相对峙。

②敦阜：指土运太过。《素问·五常政大论》："土曰敦阜。"王冰注："敦，厚也；阜，高也。土余，故高而厚。"

③卑监：五运主岁中，土运不及的名称。《素问·五常政大论》："其不及奈何？……土曰卑监。"王冰注："土虽卑少，犹监万物之生化也。"

④浮游：浮游之火又称龙雷之火、无根之火，系命门火衰，阳虚不能守舍所致。既有下焦肾虚寒证候，又有上焦虚火上浮证候。

⑤相因：相关。

⑥滔：涌聚。

⑦手少阴为离，足少阴为坎：手少阴为火，在卦为离，离中虚，卦为 ☲ 。足少阴为水，在卦为坎，坎中满，卦为 ☵ 。

⑧戊癸合德：《素问·五运行大论》云："土主甲己，金主乙庚，水主丙辛，木主丁壬，火主戊癸。"由于戊癸化运同为火，故曰合德。

⑨水来侮水：疑当作"火来侮水"。

太阳系在太阴说

太阳寒水，为外面之水；太阴湿土，为内容之水。寒为水之气，湿为水之质也。证太阳而脉太阴，为系在太阴；脉太阳而证太阴，亦为系在太阴。系在太阴者，由太阳而传太阴也，但系之情状，变迁不同。阳大而阴小，以大加小，谓之无情之系；阳外而阴内，以内引外，谓之有情之系。阳去入阴，一入而不复出，是以阴锢阳。锢阳固谓之系，阴出之阳，一出而不复入，是以阳格阴①。格阴亦谓之系，他如病在上而系在下，病在下而系在上，其种种形状，有罄南山之竹，而难纪其数者矣②。

夫先伤于寒，后伤于湿，是由寒壅湿，面黄目黄身亦黄，宜茵陈五苓散；先伤于湿，后伤于寒，是由湿生寒，身痛腰痛髀亦痛，宜白术附子汤，太阳伤寒并伤湿，太阴伤湿并伤寒，阴阳两伤，表里兼病，宜麻黄连翘赤小豆汤、桂枝去芍药加茯苓白术汤。

太阳伤寒，汗之大过，阳虚阴乘，心下悸者，桂枝甘草汤；脐下悸者，茯苓桂枝甘草大枣汤。发汗则动经，身为振振摇者，茯苓桂枝白术甘草汤。太阳伤寒,下之太早,里虚邪陷,呕而发热者,半夏泻心汤;胁下有水气,腹中雷鸣下利者,生姜泻心汤;从心下至少腹,鞕满而痛不可近者,大陷胸汤。

推之湿为寒湿,附子理中汤;湿为时湿,藿香正气汤;湿为风湿,桂枝附子汤;湿为暑湿,清暑益气汤;湿为虚湿,升阳益胃汤;湿为秽湿,苏合香丸或走马汤。又何论雾露之湿、川泽之湿、水谷之湿之昭昭在人耳目见也哉!

夫太阳者巨阳也,即鸿荒肇造,浑浑沦沦之元气也,试立乎天之下地之上,而东西南北望,凡日月转旋,山川流亘,与形形色色,璨呈于当前者,莫非巨阳之气所充周,而巨阳里面所包裹者,即太阴也。譬诸树然,太阳为树之皮,太阴为树心,皮烂未有不伤及于心者,然则太阳表气一动,三百九十七法,莫非由此而变矣,独系在太阴乎哉?

【注释】

①以阳格阴:阳盛格阴病证名,又称格阴。指热极似寒的一种反常表现。病的本质属热,因邪热内盛,深藏于里,阳气被遏,郁闭于内,不能外透,格阴于外。表现为四肢厥冷,脉象沉伏或服寒药不纳等假寒症状。但患者具有心胸烦热、腹部扪之灼热、身大寒而不欲近衣(不恶寒反恶热)等反映热盛本质的证候。其实质为真热假寒。

②有罄南山之竹,而难纪其数者矣:即罄竹难书;最早出现于《吕氏春秋》:"乱国所生之物,尽荆越之竹,犹不能书也。"指事端繁多,书不胜书。

阳明陷入太阴,太阴转属阳明说

陷入者,先陷而后入也;转属者,先转而后属也。陷入如高岸之为谷,转属如幽谷之迁乔①。陷非遽陷,阳明克伐太过,斯②正气不支;转非遽转,太阴调养得宜,斯邪机向外。正气不支,而阳明之高,沦于太阴之卑矣;邪机向外,而太阴之卑，达于阳明之高矣。然而，混以视之，不得也。阳明位居申酉，如男正位乎外；太阴位居戌亥，如女正位乎内，为敦阜、为卑监，性质不同，或主入，或主出，事权各异。熯万物者莫如火，燥虽非火，而燥必化火；润万物者莫如水，湿虽非水，而湿每挟水。二者之各有所偏，俨然天缺乎西北，地缺乎东南③。然而，歧以视之，不得也。

阳明为胃，胃猎物而输于脾；太阴为脾，脾散精而助乎胃。艮土得坤土之润，万物毕献菁华；阴枢借阳枢之权，五脏并增光焰，刚柔合德，夫妻同心。而阳明之中有太阴，合同而化矣；太阴之中有阳明，迭相为经矣。

然而阳明有专长，不验之昭昭者，不知也。人身有四海，胃又为四海之海。《经》曰："五脏皆禀于胃，胃者，五脏之本也。脏气不能自致于手太阴，必因于胃气，乃能至于手太阴。故病甚者，胃气不能与之俱至于手太阴，则真脏之气独见，独见者死。"④又曰："凡阳有五，五五二十五阳。所谓阳者，胃脘之阳也。"⑤夫二十五阳，实归根于五阳，而五阳又归根于胃脘之一阳。然则阳明也者，其殆五脏六腑之橐籥也夫，然而太阴有妙义，不想入非非⑥者不知也。《经》曰："脏真濡于脾，脾存肌肉之气也。"⑦又曰："脾脉者土也，孤脏以灌四旁者也，太过则令人四肢不举，不及则令人九窍不通，名曰重强。"⑧可见阳明为人身之橐籥者，而太阴亦为人身之玄牝⑨矣。

然而阳明太阴，不对待言之，其功不著也。夫同此一邪，从阳明燥金而化，谓之热湿；从太阴湿土而化，谓之寒湿。热湿之邪每伤气，寒湿之邪恒伤形。热湿布三焦，治从辛凉；寒湿附太阳，治宜辛热。一而神者亦两而化，而治阳明者宜知其化燥矣，治太阴者宜知其兼寒矣。

然而阳明太阴，不交互言之，其用不神也。从阳化者热，未始无寒之于伍；从阴化者，未始无热之与隣⑩，故阳明中有太阴，治兼和阴；太阴中有阳明，治兼和阳。然此中有权宜法，为余夙昔所治验者：湿为本，热为标，偏去其湿，即偏去其热。而治阳明兼太阴者，当知所变通矣；治太阴兼阳明者，当知所趋重矣。

脾胃者，土也。土为湿土，属在太阴；土为燥土，属在阳明。湿盛生寒，必兼大肠寒水;燥极化火,必兼少阳三焦。寒化之至,则入于少阴肾矣;热化之至,则入于厥阴包络矣。治此证者,须审其从何而化。知其所化,一了百了。再,此证余虽云偏去其湿即偏去其热,但病证多端,倘湿邪末传,医用阳药将湿燥净,只留热结独存,亦须退热存阴,学者勿刻舟求剑也。

【注释】

①幽谷之迁乔:《诗经·小雅·伐木》:"出自幽谷,迁于乔木。"指从低处往高处。

②斯:乃。

③天缺乎西北,地缺乎东南:《淮南子·天文训》:"昔者共工与颛顼争为帝,怒而触不周之山,天柱折,地维绝,天倾西北,故日月星辰移焉;地不满东南,故水潦尘埃归焉。"

④五脏皆禀于胃……独见者死:语出《素问·玉机真脏论》。

⑤凡阳有五……胃脘之阳也:语出《素问·阴阳别论》。

⑥想入非非:指意念进入玄妙境界。

⑦脏真濡于脾,脾存肌肉之气也:语出《素问·平人气象论》。

⑧脾脉者土也……名曰重强:语出《素问·玉机真脏论》。

⑨玄牝(pìn):道家指滋生万物的本源。

⑩隣:同"邻"。

少阳太阴合病说

少阳司天①,热气下临;太阴司天,湿气下临。两者原相冰炭,况少阳气腾地上,太阴质凝土中,又如参商之不相见面,何由相助为虐乎?然少阳主火,火者天之气也;太阴主水,水者地之气也。天气得地气,若薪炭加麻油;地气得天

湿证发微

气,若釜上架蒸笼。天地迭相为魔,水火交相为害,为诸合证毕现矣。有少阳太阴两衰,而邪从寒化者;有少阳太阴两盛,而邪从热化者。有少阳不解,进入太阴者;有太阴不解,进入少阳者。有湿热往来相循,而邪陷于三焦气分者;有湿热团聚不散,而邪陷于阳明营分者;有湿热交战,而木火与之相附者;有湿热两败,而胆火与之为难者。试一一言之。

其谓少阳太阴两衰,而邪从寒化者何?《经》曰:三焦者,决渎之官,水道出焉;脾者,仓廪之官,五味出焉。倘或三焦不能行水,中焦不能散精,水谷之入于胃者,率皆中停不化。逆于胃必作吐,溜于脾必作泻,上下两脱,内外无阳,而面渗息冷,恶寒身倦之变证蜂起矣。此少阳太阴两衰,而邪从寒化者之一说也。

其谓少阳太阴两盛,而邪从热化者何?足少阳属木,手少阳属火,足太阴属土,木生火,火生土,三者聚合而为一家。倘其人肝性不藏,火土太燥,周身经络,全从热化,即脏腑之主藏精者,亦如日炙火熬,浮游焉而归于尽。盖湿得热而发,火得木而恣,阴火有似阳火者矣。此少阳太阴两盛,而邪从热化之一说也。

其谓少阳不解进入太阴者何?释家②风轮主持大地③,盖以土得木而疏也,奈诸气膹郁之人,小有不平,便发大怒,两胁欲举,腹胀如鼓,胀极作痛,痛有头足,此无论为敦阜之土,为卑贱之土,固皆风轮之不转,有以招其尤而取其灾也。此少阳不解进入太阴之一说也。

其谓太阴不解进入少阳者何?太阴为湿土之脏,湿重必化水,水多必灭火,湿郁必生热,热极必焚木。灭火者阴邪,焚木者阳邪也,阴阳迭肆,充斥于膜原之地,外而口苦、咽干,内而呕吐、烦悸,柴胡之证遂呈矣。此太阴不解进入少阳之一说也。

其谓湿热往来,循陷于三焦气分者何?太阴发火,原属阴火,虽曰阴火,酷似壮火,火壮则金囚,金囚则木横,木横则瘛厥神昏,舌短烦躁,非其昭著不可掩者乎。此湿热往来,相徇陷于三焦气分之一说也。

其谓湿热团聚不散,限于阳明营分者何?夫热胜于湿,则邪在三焦;若湿胜于热,则邪归阳明。阳明主胃,胃有结热,由上脘而熏胸中,必入暮谵妄;阳明主肌肉,肌肉有隐邪,由肌里而蒸皮外,必发斑发疹。虽胃与心隔,然湿热蒸围心阳,自难宁居也。此湿热团聚不散,陷于阳明营分之一说也。

其谓湿热交战,木火与之相附者何?夫虎啸则风生,龙吟则云从,物类自然之势也。今上焦之热,得中焦之湿,为之后殿,而热者益热,以一热引众热,自行动厥阴之热,与之聚类而逞雄,或呕吐痰涎,或下利清水,火邪上下充斥,殆所谓厥攸灼叙,弗其绝^④者乎。此湿热交战,木火与之相附之一说也。

其谓湿热两败,胆火与之为难者何?夫物必先腐也,而后虫生之,今湿热交争,两败俱伤,胃液被劫,舌光如镜,胆火上攻,其见证胸闷欲绝,干呕不止,宜存阴平肝,两去其邪矣。此湿热两败,胆火与之为难者又一说也。

总之,少阳为由阳入阴之道路,太阴为中原用兵之战场。少阳外叛,中州必动夫干戈;太阴内溃,邻贼益生夫觊觎。医者其无忽少阳之来路,太阴之去路,斯为善战之帅矣。

湿证发微

【注释】

①司天:司天、在泉,运气术语。司天与在泉的合称。司天象征在上,主上半年的气运情况;在泉象征在下,主下半年的气运情况。如子午年是少阴君火司天,则阳明燥金在泉;卯酉年为阳明燥金司天,则少阴君火在泉。司天与在泉,可推算一年中岁气的大体情况,及气运对疾病发生的影响。六气的司天在泉根据年支配三阴三阳的规律推算。即逢子、午之年就是少阴君火司天,逢丑、未之年就是太阴湿土司天,逢寅、申之年就是少阳相火司天,逢卯、酉之年就是阳明燥金司天,逢辰、戌之年就是太阳寒水司天,逢巳、亥之年就是厥阴风木司天。

②释家:指佛教。

③风轮主持大地:藏密认为,地、水、火、风、空、识构成人身。风轮主持大

地。

④厥攸灼叙,弗其绝:出自《尚书·周书·洛诰》:"无若火始焰焰,厥攸灼叙,弗其绝。"意思是,不要像火刚开始燃烧时那样气势很弱,那燃烧的余火,决不可让它熄灭。灼,烧。

时令之湿

时令犹月令,天之所以按时行令也。水入土中曰湿,水本属阴,入于土中,为阴中之阴,故属太阴。湿之本质为土,湿之内容为水。湿从水化,谓之正化①;湿从火化,乃对化②也。夫从水而化,理犹易晓;从火而化,此中有绝妙巧思,不想入非非,难知也。

人莫不谓木能克土,土中不可有木。余则以为,土得木而克,亦得木而疏,土中万不可无木,观诸苍苍③者之造物可知矣。夫霜降以后,大寒以前,太阴行令,此时天寒地冻,气象愁惨,万物生意尽退,藏于九重渊底,迨由太阴而厥阴,一阳萌动矣;由厥阴而少阳,三阳开泰矣;到得午未两会,湿得热抟,热合湿蒸,草木扬芳,山水如画,宇宙间成一极繁华之场。然利与害相因,祸与福同门,云行雨施,与人无涉也,而人不支矣;烟笼雾锁,与人无干也,而人被困矣。所以然者,湿非能伤人,缘人脏腑先自成湿薮,以内湿引外湿,湿遂辐辏而来矣。

上卷

【注释】

①②正化、对化:运气术语。气分四时,以说明其气数迟早多少及其正常变化的规律。《素问·六元正纪大论》:"明其正化。"张景岳注:"当其位者为正,非其位者为邪。"如五运中的木运临卯,火运临午,土运临四季,就是当其位,当其位则按正常的规律而变化,属于平气之年。是以寅、午、未、酉、戌、亥为正化,正化者,令之实,主有余也。子、丑、卯、辰、巳、申为对化。对化者,令

之虚,主不足也。六气正化对化:子午,少阴君火,午为火,子为木,午为正化,子为对化;丑未,太阴湿土,丑未皆属土,未为正化,丑为对化;寅申,少阳相火,寅乃火生长之地,申属金,寅为正化,申为对化;卯酉,阳明燥金,酉兑七宫,属金,卯属木,酉为正化,卯为对化;辰戌,太阳寒水,辰戌皆属火。

③苍苍:指天。

水谷之湿

水谷之湿,合贫贱富贵而无境不有,合男女老幼而无人不有,亦如时令之湿,遍满于宇宙间也。《经》曰:饮入于胃,胃游溢其精气,输之于脾,脾气散精,上归于肺,肺为之通调水道,下输膀胱。是水谷在外,只为草木之菁华;用入于胃,即为脏腑之菁华也。观于两神相搏,合而成形,谓之曰精;谷入气满,淖泽①注于骨,谓之曰液;中焦受气取汁,变化而赤,谓之曰血;腠理发泄,汗出溱溱②,谓之曰津。诸物命名虽不同,而其为水谷之化,则无不同也。乃肝气闭郁者,不克传化夫水谷;脾阳不振者,不克磨化夫水谷;命火不宣者,不克蒸化夫水谷。由是水谷之为水谷,不能上焦开发,薰肤、充身、泽毛,如雾露之溉,唯是与肠中之汁,胃底之脂,与夫表里上下之饮,相与和合而为一家,而从阳化者,谓之阳明证矣,从阴化者,谓之太阴证矣。

【注释】

①淖(nào)泽:《素问·经络论》:"寒多则凝泣,凝泣则青黑;热多则淖泽,淖泽则黄赤。"王冰注:"淖,湿也;泽,润液也。谓微湿润也。"

②溱(zhēn)溱:溱溱,汗出貌。《灵枢·决气》:"腠理发泄,汗出溱溱。"

54

雾露之湿

雾露者，皆地气之上腾者也。重者为云，轻者为雾，大者为雨，小者为露。观雾露之湿，而云雨之湿可类推矣。地气由下而升，天气自上而降，两气相搏，则为雾露。雾为臭雾，多兼秽浊，宜以芳香化其浊；露为冷露，多兼水寒，宜以辛温胜其寒。此等邪气，四时皆有，夏秋居多，以夏秋正行湿令时也，人有冥行于昏雾四塞[①]之中者，有酣睡于露冷风凄之地者，其在元气不亏之人，率皆完全无害，照常无恙；元气稍虚，或烦劳伤中，或饥疲不支，雾露之湿，每从空空洞洞中人于不及知。表阳虚者，由毛窍而入；里阳虚者，由口鼻而入。由毛窍而入，皮毛、肌肉、经络、关节皆为受湿之区；由口鼻而入，五脏六腑为受湿之区。表伤必麻木痛重，寒热眩晕；里伤必胸痞肚胀，上吐下泻。或曰雾露之湿为清湿，多伤在上焦，法宜汗解，而亦不必拘也。六气伤人，类皆随人之虚实而化病，人之虚实无定，邪之伤人亦无定，若以上焦宜汗之说，印定后人耳目，在心境稍活者，或知所变通，心境稍滞者，能不刻舟以求剑乎？是以君子恶夫画[②]也。

【注释】

①四塞：充塞四方。

②恶夫画：出自汉代扬雄《法言》："百川学海而至于海，丘陵学山而不至于山，是故恶夫画也。"画，止。言百川流行不息，所以至海；丘陵止而不动，所以不至于山。

上卷

川泽之湿

流者为川，潴者为泽，皆湿之附丽在地者也。彼夫江湖潮汐，田园灌溉，非泽川而类于川泽者，皆可以作一例观。其伤人也，或其水藏毒，误用其水而伤者；或其地太寒，久居其地而伤者；或蛮烟岚瘴，误触其气而伤者；或有汗出浴水而伤者；或有中途涉险而伤者。旧说以川泽之湿为浊湿，多伤在下焦，未免太拘然。近水者土必薄，其多湿疥、湿癣、麻风等证，固不消说；近水者水必多，其多胸痞、腹满、吐泻、痛胀等证，理尤晓甚。医者察其色，按其脉，审其人，果伤在皮毛，以苍柏破顽散主之；伤在经络、关节，以渗湿和表汤主之；伤在脏腑，以渗湿解结汤及大小五虎汤主之。若执浊湿之说，但以分利为主，其毋乃胶柱鼓瑟①也乎！

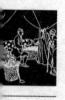

【注释】

①胶柱鼓瑟：出自西汉司马迁《史记·廉颇蔺相如列传》："王以名使括，若胶柱而鼓瑟耳。括徒能读其父书传，不知合变也。"柱，瑟上调节声音的短木；瑟，一种古乐器。用胶把柱粘住以后奏琴，柱不能移动，就无法调弦。比喻拘泥成规，不知灵活变通。

秽浊之湿

臭味之太别者秽也，垫溢①之太甚者浊也，如鲍鱼之肆然，如黄河流然。极而言之，凡空气所不到，日光所不临者，皆可以秽浊名之也。其时地不一般，其形质不一等，其中伤人亦不一类。有深入不毛，触残川剩水之气而伤者；有误入隐僻,触荒丘古庙之气而伤者;有运岁干戈,多年荒旱,枯骨遍野,道殣相望②,触糜烂之气而伤者;有瘟疫太与之年,各乡各村沿门合户,老幼传染其气而伤者。他如恶露之溪,混沌之厕,粪弃之堆,与夫人之狐臭、歪疮、败血等,皆冥冥中之藏有杀气者也。但人之脏腑中本无秽浊者,虽遭外之秽浊,受伤犹浅;脏腑中本有秽浊者,再加外之秽浊,被害实深。所以然者,两阴相合,譬如以涂附涂③;一线之正气,必不能支矣。

夫人体之健全赖乎胃气,以胃气之强者,与秽浊之轻者遇,犹之乎镜面洒尘,岂不少垢? 一拂拭而遂明。以胃气之弱者,与秽浊之重者遇,其一病不起者无论也,即或胃气犹可支持,表面不作寒热,里面不衰饮食,而疫疠之邪早从口鼻而伏于膜原,遇秋□冬阳气伏而阴气亦伏,得到春夏两令,阳气鼓动于中,邪气之伏于内者,始局蹐④而不自□。然阴性黏腻,阳欲进而阴不欲退,邪正必交争,交争必互拒,向之卫气不失其常度者,今则尽失其常度。其偏于表者,必作寒热;偏于里者,必衰饮食。医者执春温夏热之说,治以辛凉,佐以甘寒,岂知飞鸿已翔于寥廓,弋者犹视于薮泽,早知凿枘不合矣。吾不敢谓春夏之必无温证,但执时令之说,谓绝无前年之伏湿厕乎其间,则吾断断乎不敢信也。

【注释】

①垫溢:指水溢成灾。

②道殣(jìn)相望:殣,饿死。饿死的人很多,在路上随处可见。

③以涂附涂:涂,泥土;附,附着。指在污泥上附着污泥,比喻恶上加恶。

④局蹐(jú jí):形容畏缩不安的样子。蹐,后脚紧跟着前脚,用极小的步子走路。

伏气之湿

乾遇巽之月窟伏也，地逢雷之天根亦伏也[①]。但藐而言之曰，伏必其气之未甚显张也，况湿为阴邪，其质多腻，其性多险，不唯好伏，而且善伏。然察其情状，亦不过脏器以待，非一伏而不复发者，比其伏之也，不独瘴疠之湿，秽浊之湿，好与我为难，即时令之湿，水谷之湿，雾露之湿，川泽之湿，俱属宇宙一派清气，亦往往固结而不得解，黏腻而不得开。是果造物者之无情乎？何其好杀人之甚也！而非也，自开辟以来，但闻天地好生人，未闻其好杀人也。人身亦小天地，人身不类于天地，天地乃以其好生人者，而转为好杀人，其不类处，亦非一端。或其阳不类，不如天地之善护；或其阴不类，不如天地之善藏。不护不藏，譬如慢藏诲盗，冶容诲淫[②]。浊湿之善污乎我者，窥我之不善护而伏之；毒湿之善戕乎我者，窥我之不善藏而伏之。彼时令水谷，雾露川泽，本皆天地间卫生之具，似乎其不欲伏之，亦似乎不畏其伏之，而亦非然也。人身同乎天地，能如天地之善护善藏，诸湿物不啻我之膏粱文绣[③]；人身反乎天地，不能如天地之善护善藏，则诸湿物乃我之罔两螭魅[④]也。

夫人当长夏之时，或当新秋之节，热湿寒湿交战于当前，其卫气之十分强者，虽有湿邪来侵，譬如逆风扬尘，邪反退避三舍；其卫气之十分弱者，则及时发作矣。然有一种卫气，强弱参半者，亦曾遭湿气浸淫，而水谷悍气，撑持得住，表里上下尚能完全无害。然强中挟弱，诸湿邪每乘其些须之不振，投间抵隙而入。秋冬阳气潜藏，其盘踞者自若也，到得纸鸢起、管灰飞而一阳萌动矣，邪之伏者，如以鼠见猫，岌岌不自安。但以久伏之阴，而遇暂来之阳，必恃强不服，不服则争争则战，争焉战焉，狐兔失其故穴矣。其鏖战于皮肤者，以皮肤作战场；鏖战于肌肉者，以肌肉作战场；鏖战于脏腑者，以脏腑作战场。其初湿未热，舌白不渴，胸痞不饥，纯属阴寒。迨郁久成热，舌白而黄，胸痞而烦，阴中兼

湿证发微

挟阳矣。医者见其有阳也,认为纯阳无阴之温证,投以凉药,凉药不应,不以为针芥不投,反以沉疴难起,往往听诸彼苍,令病者之束手待毙也,岂不冤哉?

【注释】

①乾遇巽之月窟伏也,地逢雷之天根亦伏也:北宋邵雍在《观物吟》诗中提到天根、月窟,"乾遇巽时观月窟,地逢雷处见天根"。"乾遇巽时观月窟",巽下乾上,是《周易》里的姤卦。"姤者,遇也",所以说乾遇巽时。姤是十二消息卦之一,表示阳极阴生之处,是一阴初起时,这就是月窟,对应于天时,即是二十四节气的夏至,夏至一阴生。"地逢雷处见天根",地逢雷处,震为雷,坤为地,震下坤上,就是复卦,复有重复、重逢之意,所以说称为地逢雷处。复也是十二消息卦之一,表示阴尽阳生,为一阳初动处,这就是天根,对应于天时,即是二十四节气的冬至,冬至一阳生。因此天根、月窟代表阴尽阳生之处和阳尽阴生之处。

②慢藏诲盗,冶容诲淫:出自《周易》。慢藏,收藏不慎;诲,诱导,招致;冶容,打扮得很妖媚;淫,淫邪。指收藏财物不谨慎,以致引起盗贼偷窃;女子装饰妖艳,容易招致奸淫之事。

③膏粱文绣:富贵人家的奢华生活。亦泛指精细贵重的东西。

④罔两螭魅:同"魍魉魑魅"。原为古代传说中的鬼怪,现指各种各样的坏人。

脏腑自生之湿

人之一身,气有余便是火①,气不足便是水。脏腑自生之湿,非脏腑本无湿,而特地以生之也。脏腑本为运湿之所,乃气虚不能运湿,举凡守经之湿,循经之湿,遂皆停于各所管辖之地,固结而不可解。其停在阳分者,谓之阳湿;停在阴分者,谓之阴湿。总之,皆脏腑本有之湿,而非外面传来之湿,亦非旁面转生之湿也。

湿之形质多端,其转换亦难测,琐屑言之,水气篇[2]之心水、肝水、肺水、脾水、肾水,痰饮证之伏饮、留饮、支饮、溢饮、悬饮,以及虐痢、疸瘅、癥癖、疝瘕、吐衄、带浊,皆湿邪之出入变化,随地而易形。余当谓经络脏腑,如宇宙间三戏台一般,六气之邪,如宇宙间之傀儡一般。宇宙之戏台,千千万万虽不同,而其为傀儡之登临者,则无不同也。医者须认定是某处戏台,某等傀儡,则用药攻打,自不至有治甲伤乙、治乙伤甲之变也。

【注释】

①气有余便是火:出自《丹溪心法》。阳气偏盛,呈现病理性的功能亢进,导致各种火证。

②篇:疑当作"蓄"。

湿伤皮肤说

肺主皮毛,胃主肌肉,而皆统诸太阳。太阳者,皮毛、肌肉之总领也。太阴属土,水入土中即湿也,二者本牟尼而一串,倘太阳表气不固,雾露之湿,川泽之湿,瘴疠之湿,皆得乘势而捣其虚。清湿多伤在上焦,浊湿多伤在下焦,秽湿多伤在中焦。湿与风合,出汗而恶风;湿与寒合,无汗而恶寒;湿与温合,不独发热恶寒,而且身重胸满,两胫冷矣。

所谓清湿者惟[1]何?即湿之轻清上浮者也。《经》曰清阳出上窍,又曰清阳发腠理。人身之有清阳,正如白日清天,一段煦和之气,栩栩[2]欲活,奈白露一降,黄雾四塞,人之攫其锋者,首为之裹,目为之蒙,耳为之肿,鼻为之塞,而且沾濡浸润,渍入皮而麻,渍入肤而痛矣。此雾露之湿,伤人皮肤之实在情形也。

所谓浊湿者惟何？即湿之附丽在地者也。《经》曰浊湿走下窍，又曰浊湿归五脏。浊阴非必故引乎浊湿。而足太阴之脉，发于隐白；足少阴之脉，发于涌泉；足厥阴之脉，发于大敦，以阴从阴，不啻以涂附。而伤及于下者，始焉不过胫骨肿痛，积久不治，行将膝膑肿痛，而入中上焦矣。此川泽之湿，伤人皮肤之实在情形也。

所谓秽湿者惟何？即邪之中人，昏仆于地者是也。此等疫邪，或在深山，或在古庙，臭恶之气，由膜原而直走中道，猝然神昏，呼之不应。湿或兼寒，皮凉而肢挛；湿或兼火，身热而腹胀。《经》曰：诸寒收引，皆属于肾；诸湿肿满，皆属于脾。非其昭著不可掩者乎。此瘴疠之湿，中人皮肤之实在情形也。

太阴湿土与厥阴风木同病，谓之风湿。夫震坤合德[③]，木土不害，令之和者也。奈湿气下临，兼有风邪相助为虐，风胜于湿，皮肤牵引作痛，甚则掣痛，不可屈伸，近之则痛剧。湿胜于风，皮肤肿硬作痛，甚则湿流污水，燥起白痂。所以然者，湿善浸淫，风善游走，右左相移，上下相逐，如脉痹形状。故风欲行而湿为之流，湿欲停而风为之引，往往有终年累月，而莫能解者矣。此湿与风合，伤人皮肤之实在情形也。

太阴湿土与太阳寒水合病，谓之寒湿。夫湿从寒化，化之正者也。然太阳证头痛、身痛腰亦痛，而脉偏缓，手足反温，是谓系在太阴。系在太阴者，由太阳而传太阴也。夫由寒壅湿，偏表者，有少腹满之小青龙汤，身黄之加减麻黄连翘赤小豆汤；传里者，有足胕肿之鹿附汤，脊髀痛之加减白术附子汤。盖寒湿一气，故皆从一治也。此湿与寒合，伤人皮肤之实在情形也。

太阴湿土与少阳相火合病，谓之温湿。温湿者，温病兼湿，谓既有目赤耳聋少阳证，又有身重胸满之太阴证。夫湿热两分，病犹轻而缓；湿热两合，病则重而速。湿热作痛、湿热作肿、湿作黄等证，未尝不叹太阴发火，虽是虚火，而湿得热助，有甚于阳火之熏灼者矣。此湿与温合，伤人皮肤之一说也。

总之，湿伤三焦气分，必作麻木痛重，甚则疝痹；湿伤三焦血分，必发瘵疹痧痘,甚则杨梅;荣卫两伤,必寒战热炽,骨骱④烦痛,甚则舌唇肿大,面目痿黄⑤。医者察脉定证,照证拣方,其勿使湿气浸淫皮肤,作战场之地则得矣。

【注释】

①惟:疑当作"为"。

②栩栩:形容生动活泼的样子。

③震坤合德:指木土不害。在《易经》中,震坤相合,为豫卦,震上坤下,卦象为 。震为雷,坤为地,雷出地面,则奋搏有声。震为木,坤为土,木在土上,阳气上升,土气敦厚,故不相害。

④骨骱(jiè):人体各骨关节的总称。

⑤痿黄:当作"萎黄"。

湿停经络说

手太阴肺,起中焦,络大肠,行胃口,营臑①内,入寸口,上鱼际,终大指,接次指。

手阳明大肠,起次指,出合骨,行臑外,入缺盆,贯两颊,当下齿,挟人中,终鼻孔。

足阳明胃,起鼻额,入上齿,环唇口,交承浆,循喉咙,入腹里,下膝膑,终足大指。

足太阴脾,起足大指,循胫膝,入腹中,上膈,挟咽,连舌,散舌下,注心宫。

手少阴心,起心经,络小肠,挟咽,循臑,下肘,循臂,抵锐骨,终小指。

手太阳小肠,起小指,上臂骨,出肘内,入缺盆,上颈颊,入耳中,抵鼻,终目内眦。

足太阳膀胱,起目内眦,上额,交巅,入耳角,络脑间,下项,循肩,抵腰,终足小指。

足少阴肾，起足小指，出内踝，循后踝，上股，贯脊，挟舌，循喉咙，注胸中。

手足厥阴心包，起胸中，出胁下腋，循臑，入肘，下臂，行掌心，终小指次指间。

手少阳三焦，起小指次指间，循腕，出臂，贯肘，入缺盆，布膻中，入耳，终目锐眦。

足少阳胆，起外角，上头角，下耳后，循颈，至肩，下腋，循胸，循腑，入足大指。

足厥阴肝，起足大指，上内踝，入腘中，绕阴器，循喉咙，注于肺。

按：大者为经，小者为络，人身之有经络，犹天地间之有水道也。治水者，不晓其水道，不能治其水；治病者，不明其经络，亦难治其病也。湿为阴邪，最善迷漫，亦最善奔窜，如头痛身痛，项背几几，湿停太阳也；而阳虚邪陷，脐悸奔豚，则由太阳而入少阴矣。目黄身黄，眼底卧蚕，湿停阳明也；而阳陷阴凝，腹满腑②肿，则由阳明而入太阴矣。缺盆纽痛，胁下痞硬，湿停少阳也；而宗筋不振，睾丸肿痛，则由少阳而入厥阴矣。

阴阳传变无定，斯兼风兼火兼燥兼寒，自难以逆料，医者先审察湿之居何部位，再审察湿之从何而化，用药驱除，自有准的矣。

【注释】

①臑(nào)：自肩至肘前侧靠近腋部隆起的肌肉。

②腑：疑当作"肘"。

湿流关节说

关为机关，譬则车轮之轴也；节为骨节，譬则车轮之輮①也。湿流焉者，雾露之湿,为清湿,其流也自上;川泽之湿为,浊湿,其流也自下。脏腑湿停而滑,则以流为流;脏腑气虚而滞,则以不流为流。由关节而流筋骨,必痛烦;由关节而流荣卫,必寒热;由关节而流于头,必眩晕;由关节而流于足,必瘀肿。关节隳[2]于上,头倾视深,背折肩随;关节隳于下,尻以代肿,脊以代头;关节隳于中,曲伸不便,转摇不灵。

昔黄帝问于岐伯曰:"人有八虚,各何以候?"岐伯曰:"以候五脏。"黄帝曰:"候之奈何?"岐伯曰:"肺心有邪,其气流于两肘;肝有邪,其气流于两腋;脾有邪,其气流于两髀[3];肾有邪,其气流于两腘。凡此八虚者,皆机关之室,真气之所过,血络之所营,邪气恶血固不得住留,住留则伤经络,骨节不得屈伸,必病挛也。"迄今由经之言思之,人身之有关节,犹之乎网之有纲,裘之有领,胸胁腹肝,全赖其撑持。倘湿邪浸润,如泽之灭乎木焉,性命攸关矣。独筋骨不用,病挛也哉。而经顾为是言者,亦以一雾露之侵,一饮食之过,脾阳偶为不振,诸湿邪遂投间抵隙而来。

吾观湿流太阳关节,发热恶寒,项背几几,则羌活胜湿汤之证也;湿流少阳关节,无寒但潮热,胁下时痛,香附旋覆花汤之证也;湿流太阳太阴关节,脉沉而细,关节痛疼而烦,小便不利,大便反快,则五苓散之证也;湿流太阳阳明关节,骨节烦痛,掣痛不得屈伸,汗出短气,或身微肿,则甘草附子汤之证也。

然有怪证,为余所治验者。两臂尖痛,或肘尖痛,或臑内痛,投以渗湿和里汤加桂枝、防己而愈矣。两胯痛,两髀痛,两腘痛,投以渗湿和里汤加腹皮、二丑而愈矣。夫同一湿流关节,而上焦加桂枝、防己者,欲其从表作解也;下焦加腹皮、二丑者,欲其从里作解也。攻表攻里,各随势以施,而邪气有不退乎哉?

【注释】

①鞍(fù):车伏兔,即垫在车厢和车轴之间的木块。上面承载车厢,下面呈弧形,架在轴上。

②隳(huī):毁坏。

③髀（bì）：大腿。

湿停脏腑说

脏者，藏也，藏精者也。腑者，府也，如人居之有府也。《经》曰：毛脉合精，行于四腑，腑精神明，流于四脏。是脏腑本为贮湿之所，亦何虑湿之有停乎？然《经》又有云：五脏者，存精气而不泻者也，故满而不能实；六腑者，传化物而不存者也，故实而不能满。由此数语观之，脏腑虽为贮湿之所，而亦为运湿之所。不独外来之湿，不得住留，即内容之湿，亦非一块死肉而绝无所消息于其间者矣。

湿也者，即鸿荒肇造，撑持宇宙之大地也，其气发扬于上，为雨露，为霜雪；包涵于下，为溪湖，为川泽。而人以藐然①之身，游焉食焉于其间，充皮毛而长肌肉，通荣卫而行阴阳，原非片刻所能离。奈人之元气素虚者，上焦不能运水，中焦不能散水，下焦不能主水；而时令之湿、川泽之湿、水谷之湿，皆得投间抵隙，中人于不及觉。其从皮毛而入者，由经络而旁及于脏腑；从口鼻而入者，由膜原而直中于脏腑，而向为能运湿之脏腑者，今则为多留湿之脏腑。而诸从湿所化之证，层见叠出矣。

湿者，水也。水附于心谓之心水。《金匮》云："心水者，其身重而少气不得卧，烦而燥，其人阴肿。"盖心阳被郁，必身重少气，水来克火，必不寐烦躁；阳虚不能下交于阴，阴气不化，阴囊必肿大矣。水附于肝，谓之肝水。《金匮》云："肝水者，其腹大，不能自转侧，胁下腹痛，时时津液微生，小便续通。"夫肝者，木也，水气凌肝，必传于脾，故腹大身重；肝气横于本部，故胁下作痛；横极必传，故引两腹亦痛；肝气上下冲突，水邪随之，津液微生，小便续通，非其见证之自然者乎？水附于肺，谓之肺水。肺水者，其身肿，小便难，时时鸭溏。肺主气，亦主皮毛，气虚不能行水，水气渗入皮毛，必传为腑②肿。肺为治节之官，治

上卷

65

节不行,水气无所禀令,必乘势汜滥,停入膀胱,必作癃闭;停入大肠,必如鸭粪之清澈不贯矣。水附于脾,谓之脾水。《金匮》云:"脾水者,其腹大,四肢苦重,津液不生,但苦少气,小便难。"脾属土,水来侮土,故腹大身重;津气生于谷,脾虚不能化谷,故阴阳两伤,液枯气少而小便难矣。水附于肾,谓之肾水。《金匮》云:"肾水者,其腹大脐肿,腰痛不得溺,阴下湿如牛鼻上汗,其人足逆冷而反瘦。"肾者,水脏也,与心之水原互相为宅,肾虚不能上领心火之气,其阳必虚,阳虚阴必凝。阴凝,凡属在少阴部位,皆成泛滥之场,腹大、脐肿、腰痛、便闭、阴汗。几几乎溃烂而无可收拾。彼夫阳不下交于阴而足冷,阴不上交于阳而面瘦,犹其余波焉尔。

足阳明胃,体阳而用阴,阳明停水,敦阜变为卑监,不下降而反上逆,呕吐不止矣。手阳明大肠,为传道之官,水原不能停,其停焉者,必太阳不开,前阴之水悉走后阴,而下利不休矣。三焦,决渎之官,原非停水者也,但三焦属少阳,阳不能决渎,所谓咳噎而喘,呕渴而满,小便不利,大便作泻,诸水证蠡起矣。小肠者,受盛之官,化物出焉,其停水谓之小肠气。膀胱者,州都之官,津液藏焉,其停水谓之水疝。胆者,中正之官,决断出焉,其停水谓之悬饮。

夫脏为阴,腑为阳,阴阳原自异位,然湿为阴邪,其停入于脏者,谓之阴中阴;停入于腑者,谓之阴中阳。阴中阴谓之寒湿,阴中阳谓之热湿,既辨其虚实,复辨其寒热,而治法有不昭然若揭者乎?

【注释】

①蒇然:幼小貌。

②腑:疑当作"胕"。

湿证发微

湿证兼风说

湿藏于土中,风行于天上,两气之不合,有如相反之冰炭,非如他气之可合同而化也。然天地之间有湿之处,不必皆无风之时况;人之脏腑本有湿邪者,亦非皆不遇风者也。则湿证之兼风,断非余之臆说矣。但既为兼证,即当审其所兼之偏多偏少而治之,亦当审其所兼之偏表偏离而治之。湿多风少,治以刚中兼柔;风多湿少,治以柔中兼刚;风湿两停,治以刚柔交济。邪伤于表者,从表以疏其邪,桂枝附子汤;邪伤于里者,从里以撤其邪,去桂加术汤;表里两伤者,合表里以驱其邪,甘草附子汤。

然古人著书立说,亦只粗陈大略,非谓风湿证,只有此数端;治风湿者,只有此数法也。《经》有云:风湿交争,风不胜湿。夫风之能胜乎湿也,此理晓甚。《经》反云:风不胜湿。盖谓风为阳,湿为阴,自古阴阳交战,往往阴盛而阳衰,以示人当扶阳而抑阴也。然余于此,欲推广其说焉。湿盛时风固不胜乎[1]湿,风盛时湿亦不胜乎风。风不胜湿之证,所在多有;湿不胜风之证,亦数见不鲜。如湿从寒化,风亦为冷风,头痛身痛,吐利泄泻,此风不胜乎湿者也;如湿从热化,风亦为温风,头眩身重,痉厥抽搐,此湿之不胜乎风者也。夫风湿两分,以交争而为病;风湿两合,以交济而为病。交争为病,无论风胜乎湿,湿胜乎风,皆足以致[2]命。交济为病,无论风助乎湿,湿助乎风,皆足以戕生。所以然者,风邪善行而数变,湿邪善入而迷漫,风每中人于不及防,湿每中人于不及觉,刚柔柔恶虽不同,而其致人于死,则一而已矣。

【注释】

①乎:原作"夫",据文义改。

②致:原作"制",据文义改。

湿证兼寒说

　　湿为太阴湿土，寒为太阳寒水，一表一里，原分门而别类，湿为寒之质，寒为湿之气，有形无形，实异派而同宗。湿证兼寒，谓既有太阴湿土之温证，又有太阳寒水之寒证也。但湿寒既蝉联而一气，其病证亦牟尼而一串。太阴里气太重，由湿而生寒者固多；太阳表气太重，由寒而壅湿者亦复不少。由温生寒，譬如长江大海，自是寒凉难耐；由寒壅湿，譬如天寒地冻，必有湿质内容。故单言湿而寒在其中，单言寒而湿在其中，二者如表立而影随也。

　　抑①吾思湿者土也，土苴万物，亦贯四时，其证或内或外，莫可端倪。如头眩身重，恶寒不欲去被，太阳之寒湿也；膈满胸痞，能食细不能食粗，阳明之寒湿也；胸中痞硬，胁下刺痛，少阳之寒湿也；腹满而吐，食不下，时腹自痛，太阴之寒湿也；腹大脐肿腰痛，阴下湿如牛鼻上汗，少阴之寒湿也；舌卷囊缩，少腹引阴痛，厥阴之寒湿也。随境变迁，俯拾即是。如曰湿证唯病太阴，寒证唯病太阳，是刻舟求剑之所为，非能神明于规矩之外者也。

　　湿令旺在长夏，寒令旺在盛东，按时定证，自是正法。然春月伤湿，夏月伤寒，往往较之正令而伤人尤多者。盖当其时而有其气，是伤于天地之常气，常则数见不鲜；非其时而有其气，乃伤于天地之异气，异则少见多怪。夫以不经见之证，在心境稍活者，或能知所变通；心境稍滞者，是直夏虫不可语于冰，井蛙不可语于海②，其偾事③也必矣。余非敢好奇立异，南山有鸟，而故北山张罗④，但欲为读书死于句下者，开一活法，不得不远比近譬，痛发源流，虽不必悉中肯綮⑤，而未始非引人入胜之助矣。

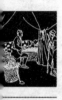

湿证发微

【注释】

　　①抑：文言发语词，无义。

②夏虫不可语于冰，井蛙不可语于海：出自《庄子·秋水》："井蛙不可以语于海者，拘于虚也；夏虫不可以语于冰者，笃于时也。"意思是，井蛙不可以语海，是受空间的限制；夏虫不可以语冰，是受时间的限制。

③偾（fèn）事：败事。偾，败坏、破坏。

④南山有鸟，而故北山张罗：出自《古诗源》。鸟儿在南山，却到北山去张网捕捉。比喻方法不对，无法达到目的。

⑤悉中肯綮（qìng）：典出《庄子·养生主》。悉，全部。肯綮，是指筋骨结合的地方，比喻最重要的关键。形容这位庖丁的技艺高超。比喻切中要害，找到了解决问题的好办法。

湿证兼燥说

湿者，沾濡①之义也；燥者，干枯之义也。既病沾濡，似不能复病干枯；既病干枯，似不能复病沾濡。然湿盛于夏之末，燥起于秋之初，夏末为阳之始衰，秋初为阴之方来，移宫换商②，淆乱百端。

少阳相火，少阴君火，太阴湿土，阳明燥金，太阳寒水，五气杂至，如游山阴道上③，五光十色。灿旱当前，医者几无处着手，然亦无所难也。少阳相火，少阴君火，总之皆阳也；阳明燥金，太阳寒水，总之皆阴也。太阴湿土，中处于二者之间，只视其所从化者唯何。湿从阳化，便为热湿；湿从阴化，便为寒湿。如堪舆家④之寻龙，能识得龙之起祖处，开帐过峡⑤，皆了然矣。

然五气之中，唯燥为难认。方中行⑥谓燥无专气，犹之土寄王⑦于四时，其说固非；喻嘉言作清燥救肺汤，指燥为火；吴鞠通著《温病条辨》⑧，始以燥为火，继以燥为寒，其说模棱两可。余以为燥之病证虽难认，燥之景象则可观。夫大火一流，群芳皆淡，凉飚⑨陡起，万景皆消，潦水尽而寒潭清，烟光凝而暮山紫⑩。天地之燥气如此，人之中乎燥气者，不从可知乎？然则湿之兼燥，亦湿从寒化之类也,但与太阳伤寒,微分轻重,用药勿如伤寒之峻而即得矣,而何疑于众说之纷纷乎!

【注释】

①沾(zhān)濡:沾湿,浸渍,湿润。多指恩泽普及。

②移宫换商:宫、商均为古代乐曲五音中之音调名。比喻事情起了变化。

③山阴道上:山阴位在今浙江绍兴,境内山水美景甚多,令人目不暇接。语出南朝宋刘义庆《世说新语》:"从山阴道上行,山川自相映发,使人应接不暇。"后比喻事物繁多,使人忙于接应。

④堪舆家:古时为占候卜筮者之一种。后专称以相地看风水为职业者,俗称"风水先生"。

⑤开帐过峡:风水上指山脉的走势。

⑥方中行:明代伤寒学家方有执,字中行,安徽歙县人。撰成《伤寒论条辨》八卷,在书中着重阐释了卫中风、营伤寒、营卫俱中伤风寒之源,并重新整理《伤寒论》条文。开"错简重订派"之先河,拉开了伤寒学派百家争鸣的序幕。

⑦王:同"旺"。

⑧《温病条辨》:此书为温病学的重要代表著作之一,共六卷,系清代吴鞠通撰,该书刊行之后,为医家所重,乃致翻刊重印达五十余次之多,并有王孟英、叶霖等诸家评注本,或编为歌诀之普及本。今之温病学教材,取该书之说亦最多。依据叶天士的温热病学说,该书明确温病分三焦传变,阐述风温、温毒、暑温、湿温等病证的治疗,条理分明。

⑨飚(biāo):古同"飙"。暴风。

⑩潦水尽而寒潭清,烟光凝而暮山紫:出自唐代王勃《滕王阁序》,意思是雨后积水已经干涸,冷冽的潭水十分清澈;落日的余晖宛如凝结,傍晚的山色一片幻紫。

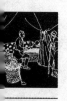

湿证兼暑说

　　湿证兼暑,名曰暑湿。暑湿者,即世所谓暑温也,与风温、温热两证,微有分别。风温为厥阴肝木用事,温热为少阴君火用事,皆纯阳无阴,药宜用柔远刚。暑温则太阴湿土、少阳相火,二者和合为病,阴中挟阳也。

　　夫夏至以后,遇三庚①日谓之三伏②。人皆知三伏之日为阴气伏,而不知三伏之日为阳气伸;人即知三伏之日为阳气伸,而不知三伏之日为阴气宣。夫阳上阴下,此理昭然,而顾谓阴气宣者,兑现而巽伏③之义也。盖太阴湿土,其气虽难藏地下,到得三阳开泰④,地中阴气随阳气而尽宣于地上。阴宣于上,上面有阴;阴伏于下,下面有阴。上下皆阴,中间藏阳,故曰兑现而巽伏也。然虽曰有阴,亦为阳中之阴,阴之无阳不发,犹之水无火不宣也,水得火而愈宣,火亦得水而愈横。夫是以土润溽暑,大雨时行,而暑湿成矣,人撄⑤其气,头痛身痛,发热恶寒,谓之阴暑;身热口渴,汗出而喘,谓之阳暑;过时而病,谓之伏暑;积久不愈,谓之暑瘵⑥;火盛生风,谓之暑痫。然亦略举其大概而已,若夫传表传里,伤荣伤卫,与夫挟虚挟寒,挟痰挟湿,则在临证者之随时变迁,而非余之所能逆料矣。

【注释】

　　①三庚:指的是从夏至日开始算起,数到第三个庚日就是初伏第一天。

　　②三伏:伏,是天气太热,宜伏不宜动之意。从夏至开始,小暑和大暑之间的日子,是一年中最热的日子,人们常用"热在三伏"这句话来形容盛夏的气候特点。

　　③兑现而巽伏:兑、巽均是"八卦"之一,《周易》中云"兑(卦名,代表沼泽)见(现)而巽(卦名,代表风)伏也";《杂卦》曰:"兑巽二卦阴为之主,兑阴在上

而外现,巽阴在下而内伏也。"

④三阳开泰:汉代象数易学取十二卦象征一年十二个月。其中十月为坤卦,纯阴爻;十一月为复卦,一阳生于下;十二月为临卦,二阳生于下;正月为泰卦,三阳生于下,此时阴渐消,阳渐长,有万象更新之意。后遂以三阳开泰作为祝贺新年升平的颂词。

⑤撄(yīng):接触,触犯。

⑥暑瘵(zhài):指感受暑热而突然咯血咳嗽,状似"痨瘵"的病症。是因暑热伤肺,蒸迫肺络所致。临床表现有烦热口渴、咳嗽气喘、头目不清、咯血、衄血、脉洪而芤等。

湿证兼温说

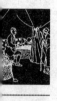

太阴湿土,位居中州,譬如河图之数,五十居中,木火金水,列在两旁。从右而旋,为金为水而属阴;从左而旋,为木为火而属阳。余以为河图如此,天之湿亦类然。夏秋湿盛之时,每随其人之阴阳而化病,其人素偏于阴,则湿从阴化,为金为水,而属寒湿;其人素偏于阳,则湿从阳化,为木为火,而属热湿。夫寒湿余曾言之矣,热湿即暑温、湿温之义也,顾同一温也,而分暑温、湿温,其理甚微。热多湿少,先有热,后有湿,湿从热而来,谓之暑温;湿多热少,先有湿,后有热,热从湿而来,谓之湿温。暑温为阳中有阴,湿温为阴中有阳,阴阳两杂,药宜刚柔两停,然有权宜一法,欲奉商世之业斯道者。

《经》有云:有其在本,而求之于本;有其在标,而求之于标;有其在本,而求之于标;有其在标,而求之于本。可知从本从标,亦视乎骊珠①之所在而已。湿为热中之湿,偏去其热,即所以偏去其湿。譬之釜中之水太涨,由于釜底之炭太烈,撤其釜底之炭,而其涨自平。热为湿中之热,偏去其湿,即所以偏去其热。譬之灯上之焰太横,由于灯内之油太足,倾其灯内之油,而其焰自熄。然虽为法外之法，亦必有治人，方有治法。倘无治人，而漫曰吾用法外之法也，吾恐胸中无竹，眼底有花，望风扑影，世之笑杨墨[②]者，转又笑子莫[③]也。

夫湿热之种类多端，而其传化又最奇。热多湿少，阳明病多，阳盛之至，每由阳明而窜入三焦。湿多热少，太阴病多，阴盛之至，则由太阴而传入少阴，邪阻脾窍，欲出话而不能，察其情状，宛似咽哑而痴聋。湿堆贲门，欲下咽而不得，究其末传，或如隔食而反胃，舌光如镜，料知胃津被劫，干呕而烦，定是胆火上冲，湿停胃口，后阴干枯，由后阴而走前阴，多成阴吹。水结关元，下窍阻塞，由下窍而走上窍，每作心悸。太阴传厥阴，上吐下泄，或霍乱而转筋。阳明转少阳，身热口苦，或呕吐为清水，热往寒来，邪踞膜原而不去，肚坠尻酸，湿扰肾液而难堪。湿流关节，臂痛腰痛，膝胫痛，难舍舟车与神佑。水结皮肤，头肿身肿足胕肿，必用无择之控涎。诸如此类，指不胜屈，学者每多望洋而叹。然能识得湿之真形状，任其东走西窜，总不出皮毛、肌肉、经络、脏腑诸范围，在表则治其表，在里则治其里，即时日久长之痼疾，亦可随攻随破，又何论于目前之琐琐者乎？

上卷

【注释】

①骊珠：宝珠。传说出自骊龙颔下，故名。《庄子·列御寇》："夫千金之珠，必在九重之渊，而骊龙颔下。"

②杨墨：指杨朱、墨翟。杨朱，字子居，魏国（一说秦国）人，战国初期伟大的思想家、哲学家，主张"贵己""重生""人人不损一毫"的思想，反对墨子的"兼爱"。是道家杨朱学派的创始人。墨子，名翟，春秋末战国初期宋国（一说鲁国）人，著名的思想家、军事家、政治家，墨家学派的创始人。他提出了"兼爱""非攻""尚贤""尚同""节用"等观点。

③子莫：战国时鲁国人，其事迹已不可考。孟子曰："杨子取为我，拔一毛而利天下，不为也。墨子兼爱，摩顶放踵利天下，为之。子莫执中。执中为近之。执中无权，犹执一也。所恶执一者，为其贼道也，举一而废百也。"意思是，

杨朱主张为自己，即使拔一根毫毛而有利于天下，他都不肯干。墨子主张兼爱，即便是从头顶到脚跟都受伤，只要是对天下有利，他都肯干。子莫则主张中道。主张中道本来是不错的，但如果只知中道而不知道权变，那也就和执着一点一样了。为什么厌恶执着一点呢？因为它会损害真正的道，只是坚持一点而废弃了其余很多方面。

湿证挟虚说

　　湿证挟虚，爰①有二端，或以湿而致虚，或以虚而致湿。以湿致虚，胃中先有湿邪，以致饮食日减，形容枯槁，面目黧黑，肢体懒惰；以虚致湿，脾中先有虚邪，以致水谷不化，舌苔滑白，胸膈痞闷，肚腹胀大。然二者虽皆为虚，皆虚中夹实，而非纯然虚证也。其有一种虚证，烦劳伤中，中气下陷，虚阳外鼓，身热汗出，头痛耳聋，饮食减少，肢体懒惰，此纯然虚证，补中益气汤证也。又有一种虚证，身热汗出，头痛耳聋，饮食减少，肢体懒惰，兼见完谷不化，两便失调，此清阳不升，浊阴不降，虚中挟湿，调中益气汤证也。又有一种虚证，上证略具，但肢体沉重，大便滑泄，惨惨不乐，洒洒恶寒，此虚兼湿热，湿多热少，升阳益胃汤证也。又有一种虚证，上证略具，但身热面赤，口渴心烦，不能任劳，劳则益张，此虚兼湿热，热多湿少，补中升阳散火汤②证也。

　　夫以湿致虚，则湿为本，而虚为标，本重标轻，先理其本，标重本轻，先理其标；以虚致湿，则虚为本，而湿为标，本重标轻，先理其本，标重本轻，先理其标。两证皆挟虚，两证皆挟湿，湿郁必生热，始权宜于虚湿之重轻，续衡量于湿热之多寡，使轻重多寡，如五雀六燕③，铢两悉称④，而治虚湿之能事毕矣。

【注释】

①爰(yuán)：于是。

②升阳散火汤："升阳散火汤"是治疗内伤发热的名方，是李东垣为"火郁发之"而设，是中医治法中"升阳散火"法的代表方剂。升阳散火汤出自李东垣的《内外伤辨惑论》："升阳散火汤，治男子妇人四肢发困热，肌热，筋骨间热，表热如火，燎于肌肤，扪之烙手。夫四肢属脾，脾者土也，热伏地中，此病多因血虚而得之。又有胃虚过食冷物，郁遏阳气于脾土之中，并宜服之。"方药组成：升麻、葛根、独活、羌活、白芍药、人参（以上各五钱），甘草（炙）、柴胡（以上各三钱），防风（二钱五分），甘草（生，二钱）。咀如麻豆，每服称五钱，水二盏，煎至一盏，去渣，大温服，无时，忌寒凉之物。"此方也载于《脾胃论》中。在《兰室秘藏》和《东垣试效方》两书中名为柴胡升麻汤。四书中对于主治病症的文字表述稍有出入，药物次序有所不同。《脾胃论》所载方中柴胡用量为八钱，而其他书中柴胡用量为三钱。升阳散火汤助阳气之升浮，散郁滞之阴火，实乃"泻心汤"之发挥。

③五雀六燕：这是我国古代数学中的一道代数方程题，后比喻双方事物的轻重相差不多。出自《九章算术·方程》："今有五雀六燕，集称之衡，雀俱重，燕俱轻，一雀一燕交而处，衡适平，并燕雀重一斤，问：'燕雀一枚各重几何？'"

④铢两悉称：悉，都；称，相当。形容两者轻重相当，丝毫不差。

湿证肝水说

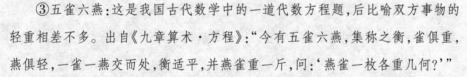

《经》曰：肝在天为玄，在人为道，在地为化，是化生五味，道生智，玄生神①，天地间始有人类矣。自人不能善承夫天，或太过而戕贼此肝，或不及而枯萎此肝，玄神无气，脾土无权，不能助胃而行其津液，而向之所谓风轮主持大地者，遂一望而皆成水魔矣。风家末传，表已解，从胸腹至胁下，痞满硬痛，十枣汤之水也。暑家末传,天寒但潮热,或咳或不咳,胁下痛,香附旋覆花汤之水也。他如暴感寒湿,舌白不渴,当脐痛,或胁下痛,椒桂汤之水也。脉弦紧,胁下偏痛,发热,大黄附子汤之水也。或少腹或脐旁下引睾丸,或掣胁下,掣腰,痛不可忍,天台乌药散之水也。

夫以能运湿之脏,而反为湿所乘,在不知其源流者,无论也。就令知其源流。或以肝之横,而欲平肝;或以肝之萎,而欲养肝。以为人皆探骊,我独得珠也。岂知魔神不去,玄神无权,邪气不净,正气不荣。有其在本,而求之于本,不知有其在标,而求之于标之为得也。治此证者,审其表证已罢,俾邪从里作解,虽曰肝无出路,用晋人取虞②之计,假道于膀胱,借径于胃肠,斟酌于寒下热下二法,斯得矣。

【注释】

①肝在天为玄……玄生神:出自《素问·阴阳应象大论》。

②晋人取虞:《左传·僖公五年》记载,晋献公向虞国借路伐虢,虞国大夫宫之奇劝虞君说,虞虢两国像嘴唇和牙齿之间的关系,唇亡则齿寒,不应答应晋国。但虞君未听劝告,答应了晋国。最终虞国也为晋国所灭。

湿证心水说

磅礴于地上者为水,包裹于地中者为土,水渗入土中者为湿,是水为湿之前身,而土乃湿之原身也。心主南方离火,肾主北方坎水,水火互根,坎离交媾,两气相辅而行,以周流于五脏六腑十二经之间,固未尝见其为火,亦何常见其为水也?奈雨露川泽,湿气浸淫于外,饮食炙膊①,湿物戕贼于中,兼之三焦不决渎,四渎②不畅流,以致中州一处,洪水滔天,而心火位乎其上者,遂不能有倚泰山坐平原之势矣。火为水动必怔忡,火为水冲必惊悸,火为水逼必烦躁。

医者见其有火而用清凉,认其为虚而用补益,遂使湿愈停而愈固,热愈结而愈张,咽喉干痛,舌光如镜,口唇生疮,种种热证,迭起环生,而不可收拾。然虽曰有火,其火从阴分而来,倘认为阳火,而用冬地等药,不唯其证不解,而反益寇兵而齐盗粮也,当此万难措手之时,甚无人云亦云,坐误事机,唯询知脉证,是从太阴而来,即用渗湿和里汤,重加枳实、槟榔,不过一剂,而怔忡、惊悸诸证,即应手而解。

【注释】

①炙膊:"膊"疑当作"煿"。炙煿即煎、炒、炸、爆一类的烹调方法。

②四渎:江、河、淮、济,即长江、黄河、淮河、济水。

湿证脾水说

湿证脾水,有湿证初赴,因循失治,而结成脾水者;有脾阳微弱,不能为胃行其津液,而致脾证蜂起者。然来龙虽不同,而其结穴则一也。水入土中,乃名曰湿,水不啻其莲花之前身;少阳相火,附湿而动,火不啻其护法之善神。三者和合,牟尼而一串,相舆蒸腾津液,熏肤充身泽毛,如雾露之溉,五脏六腑十二经,乃各有取携,以焕其光华。三者失和,始焉相战,续焉相胜,终焉相离,水归水宅,自得其莲花之前身,火归火家,不为其护法之善神。此即河图五十居中,从阴而化,便为金为水,从阳而化,便为风为火也。

脾主四肢,腹干乃为其部也。湿之初来,四肢时觉困倦,胸腹不甚畅快。积久不治,舌苔生白,饮食无味,身体寒热,头目眩晕。盖湿之质虽在土中,而其气弥漫于天下,故见之上下三焦,皆其形状,而昭昭不可掩也。且太阴为阴中之至阴,沉寒宿冷,层层包裹,譬之六画皆坤,十月无阳,虽有火证,不过少阳之傀儡。医者但见其五光十色,照耀当前,遂抬西江之水,泼去其傀儡。夫泼去之诚是也，但傀儡虽除，主傀儡者仍在里藏。吾恐一傀儡去，众傀儡来，有终旬累月不能竟其端绪者矣。此证即予以渗湿通和汤，证必锐减。倘表证悉罢，胸膈仍不开通，即有舌口生疮诸热证，万勿犹豫，再予以渗湿解结汤，证必悉除。然阴阳之理互相乘除，万一湿结大去，燥结独存，不得不参用硝黄；万一服阳药太多，阴气大虚，不得不用冬地。画不尽言，言不尽意，唯在人之善权而已矣。

湿证肺水说

湿证发微

　　肺为华盖，高高在上，通行荣卫阴阳，譬之苍苍者天，覆冒乎全球也。肺家停水，即肺家停湿。湿之前身为水，湿之原身为土。肺气既不行，太阳寒水，太阴湿土，皆自下逆上，横乱其空气。故无论为表湿里湿，但见其舌白不渴，即知其是肺水之专证。若见头目眩晕，身体寒热，胸膈痞闷，饮食减少，即知其是寒水湿土之兼证也。然湿也水也土也，皆阴邪也，其或本经病盛，舌苔滑厚，则是阳气不令空中生云，宜渗湿汤加入姜附，以招其阳；其或寒水病盛，毫毛毕直，身如水冰，则是表阳大衰，宜渗湿汤加桂枝、防己、附子，以胜其湿；其或湿土病盛，汤水不进，懊恼欲吐，则是表阳太衰，宜渗湿汤加姜附，以补其火而下其水。然谓之曰肺水，专就水之结于肺者言之也。无论上证悉具，明是一派阴霾气象，固宜单刀直入。就令舌苔变黄，心烦无时，热证种种可据，唯询知其病之初起，是从舌白不渴，迤逦而来，便知外面之火，的是阴火，即用射人先射马，解结汤之法，庶可回生于万一。非然者，死生之际，矫语①谨慎，一味因循，吾未见其能有济者也。

【注释】

　　①矫语：假话、谎话。

湿证肾水说

　　中上焦停湿,人所易知;下焦停湿,人所难料。湿者水也,水性多下。水在上焦,因循不治,必渐及于中焦;水在中焦,因循不治,必渐及于下焦。下焦即肾也,肾者水脏也,以水附水,似不虑其冰炭之相反矣。不知自水之运行言之,肾水升为肺水,肺水降为肾水,宛转①相生,谓之物还旧主;自水之作沴言之,中上焦所来之水,乃川泽纳污之贼水,而非与生俱来之元水也。然水而谓之曰元者,盖以水之脏为肾,肾之象为坎,坎虽全卦皆坤,其中内容皆索于乾之一阳也。真阳在中,颠扑不破,不独本经之水,赖以摄持,即诸经气之浑灏流转②,皆能涵元化以自如。然水为元水,固能遍满乎乾坤;水为贼水,亦足以蔽塞乎关窍。关窍闭塞,阴阳不通,或脐肿,或腰痛,或少腹宛痛,躁烦欲死,关元上下,悉为贼踞之场,治此证者,宜煦其一点先天,用渗湿和里汤加附子、肉桂,以壮其阳,证必锐减。万一邪气不服,少腹仍复宛痛,即用渗湿解结汤,峻逐其饮,此所谓下焦之水宜温,温之不愈,即可下也。

【注释】

　　①宛转:辗转。

　　②浑灏(hào)流转:浑灏,雄浑浩大;流转,流畅圆转。也用来形容写的文章既有气势之美,又有音律之美。

脾土通于造化说

　　河图原数土居中,方伏羲画卦,列之北方,文王改先天卦位,进之于西南方,此皆天开地辟自然法象,非圣人随意颠倒之也。鸿荒肇造以前,浑浑沦沦,万感俱寂,东西南朔①,朕兆②莫窥,列之中方,示万物之有太极也。迨两义既判,天居乎上,而为太阳;地居乎下,而为太阴。伏羲画卦,列之阴方,以示女之正位乎内也。然丹天火气下临,戊癸二方。戊申皆火家,未土居中;癸寅皆火宅,丑土居中。是土虽为阴,而中脏有阳,文王改先天卦位,列之半阴半阳,以示宇宙间有阴阳之升降也。人有五脏,唯脾居中,肺心肝肾,列在四旁,亦如河图原数,五十居中,一三七九、二四六八,皆其群星也。全卦皆坤,十月无阳,足少阴肾作其前身,亦如伏羲画卦,列之坎方也;少阳相火,上下游移,作其护法善神。或由湿而生热,或由热而生湿,湿热交争,阴阳互拒,亦如文王改先天卦位,列之半阴半阳。宇宙间有阴阳之升降也,医者能心通造化,识得脾土原本之原本,则自晓治法矣。

【注释】

①朔:北方。

②朕兆:征兆,预兆。

以阴补阳、以阳补阴说

阳虚者补其阳,阴虚者补其阴,固也。然阳之太虚者,补其阳不啻戕其阳;阴之太虚者,补其阴不啻绝其阴。盖阳气将散,非阳之自散,阴不为之恋也;阴气将竭,非阴之自竭,阳不为之承也。故以阳补阳,不若从阴分敛及其阳之为愈也;以阴补阴,不若从阳分顾及其阴之为妙也。以阴补阳,莫如生脉散;以阳补阴,莫如圣愈汤。

以泻作补、以补作泻说

实者泻之，虚者补之常也。然有病证本实，愈泻愈觉其实；病证本虚，愈补愈增其虚。此非实之不当泻也，实在阳而泻其阴，实在阴而泻其阳，泻之不得其道也。亦非虚之不当补也，虚在火而补其水，虚在水而补其火，补之不得其方也。其或泻得其道，补得其方，病仍不解者，必其只知补之为补，不知泻之亦为补；泻之为泻，不知补之亦为泻。以泻作补，如水泄证而用腹皮、二丑；以补作泻，如虚满证而用党参、口芪①。

【注释】

①口芪：即北口芪，指黄芪。出自张家口一带，为豆科植物蒙古黄芪或膜荚黄芪的根。

以热治热、以寒治寒说

治热不远寒，治寒不远热，经有明训矣。乃以寒治热，而卒莫解其热；以热治寒，而卒莫解其寒。非热之不当寒，寒之不当热也。热为假热，故凉药不应；寒为假寒，故热药不应。唯以热治热，以寒治寒，而其证罢矣。以热治热，如舌疮胸痞，湿郁成热，而用姜附；以寒治寒，如阳明内结，四肢厥冷，而用白虎。

湿证发微　下卷

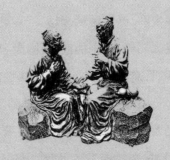

首条

太阴之为病,头眩,或不眩但痛,舌苔白滑,胸膈痞闷,身上寒热,肢体懒惰,渴不欲饮,便微变黄,脉来或细或缓或弦,不甚浮者,渗湿和里汤主之。

太阴属脾,湿土之脏也,或为表湿,或为里湿,或表里合湿。湿气上淫,头便为之眩,甚则痛。考《内经》五脏唯肺有舌苔,肺为天气,脾为地气,地气入天,如空中生云,故苔为之白。胸膈为太阳之里,太阴之表,胸中阳虚,不能运湿,故胸膈痞闷,饮食减少也。湿伤荣卫,荣卫不和,身上必发寒热。湿流经络,经络停水,四肢必发困倦。湿郁生热,热伤胃津,必作渴。然热从湿来,故渴而不欲饮也。湿中藏热,气热水亦热,故小水变黄也。太阴在里,脉必不浮,或缓或细,湿之正脉也。若见弦脉,则土中藏木矣。无论春夏秋冬,见有此等脉证,即以太阴之法治之,便随手奏效。甚勿执春温、夏热、秋燥、冬寒之说,守株以待也。以上八证,皆太阴始伤之正病,以后凡称太阴证湿证,皆指此脉证而言也,其或里虚邪陷,变生他证,具详其法如下。

渗湿和里汤方

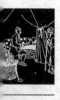

苍术 15 克	茯苓 15 克	川朴 6 克	半夏 9 克
枳实 9 克	槟榔 6 克	滑石 15 克	通草 3 克
生姜 9 克			

六气为病,皆属实邪,湿性黏腻,则实而又实也,选用药品,不可涉于呆滞。苍术味辛性温,走足太阴脾,辛则能散,温则能和,故能升发胃中阳气,止吐泄,逐痰水;又能发汗解肌,总解六郁。茯苓味淡性温,走足阳明胃,淡主渗利,温则伐水邪而不伤阳,色白则兼走手太阴肺,助肺气下降,使三焦水气下走膀胱。川朴辛温苦降,走足太阴阳明,辛温故能除湿满,苦降故能泄实满。半夏味辛性温,亦走足太阴阳明,辛故能发表开郁、下逆气,温故能除湿化痰、利水道。

湿证发微

枳实苦酸微寒,有推墙倒壁之力,故能大放幽门,使闷胀消,痛刺息,后重除。槟榔苦温破滞,辛温散邪,泄胸中至高之气,使之下行,故能攻坚去胀,消食行痰。滑石滑淡甘寒,走足太阳,滑利窍,淡渗湿,甘益气,寒泄热,故能开腠理而发表,走膀胱而行水。通草气寒味淡,气寒则降,故能入肺经而引热下行,味淡则升,故入胃经而通气上达。脾胃两居中州,中州停湿,譬如万物正行湿令,非雷以动之,风以散之,日以暄①之,品汇②何以咸章③乎?诸药皆温,即日以暄之也;诸味皆辛,即风以散之也;诸品皆降,即雷以动之也。

其或表重于里,则以本方加桂枝、防己;里重于表,则以本方加二丑、平饮。随证消息可矣。

再,此方之妙,全在枳实一味,以坤轮不转,此物不能拨动之也。妙中之妙,则又在滑石、通草二味,以二味能决三焦之渎,使经络水气皆从小便而去也。要而言之,苍术、茯苓能开鬼门,川朴、半夏能开贲门,枳实、槟榔能开幽门,滑石、通草能开水门,四门洞开,驱贼四出,又何湿魔之足患乎?

再,挽回造化,全赖枳实,多则五六钱,次则三四钱,再次则一二钱。其或枳实不能治之,则加二丑。二丑不能治之,则加平饮。然治外感如将,须大振精神,一战胜齐,若一味逗遛④,反误军机。

再,此证治验,每年不下数百,不必欸缕⑤也。

【注释】

①暄(xuān):温暖。

②品汇:各种种类。

③咸章:咸,全、都;章,通"彰",彰明、明显。《周易》第四十四卦姤卦云:"天地相遇,品物咸章。"意思是,阴阳两气交接,各种物类都能盛长。

④逗遛:亦作"逗留"。稽留不前。

⑤欸(luó)缕:详细而有条理地叙述。

二条

太阴证，人事恹恹，心中懊恼，发汗不解者，湿证谛，渗湿和里汤主之。

人事恹恹，即肢体困倦之义也；心中懊恼，即胸膈痞闷之义也。医者见其头目眩晕，类于太阳中风，身体寒热，类于太阳伤寒，大发其汗，遂致阳气愈虚，阴气愈凝，虽汗出溱溱，病不少减，且若日加进者，此病药不投，故使不解也。唯查其脉不甚浮，兼见舌苔白滑、渴不欲饮等证，便知是太阴停湿，非太阳中风伤寒也，可以渗湿和里汤主之。余阅历多年，凡春夏秋冬，遇有此等病状，医者率张冠李戴，及服药不效，复为东涂西抹①，小病遂变为大病矣，时医杀人，往往类此。

【注释】

①东涂西抹：原指妇女用脂粉打扮。此喻变更治法。

三条

太阴病，湿气上冲胸，咽喉不得息，服疏气药不效者，湿证谛，渗湿和里汤主之。

人之一身，心火在上，肾水在下，原互为根也。中焦湿魔盘踞，心气不得下降，反挟水气上炎，故气上冲胸也。气满填膺，咽喉一线之地，碍于升降，故咽喉不得息也。医者认为厥阴肝气，用青皮、木香等药大破其气，以为得高者平之之义也。岂知气属阳，水属阴，阳欲破而愈虚，阴愈结而愈实，故使不解也。治此证者，须审其脉来不浮，兼有舌苔滑白、头目眩晕等证，便知是两太阴水气,非厥阴肝气也,亦宜前汤。

四条

◎

太阴病,脉弦数,胸痞不饥,嗢嗢①欲吐,舌生疮,清解不愈者,湿证谛,渗湿解结汤再加姜附主之。

脉弦而数,饮数也;胸痞不饥,土为水围,坤轮不转也;嗢嗢欲吐,湿郁生热,火势挟水势而欲张也;舌口生疮,口为脾之窍,舌为心之苗,心脾有水热,舌口亦欲腐烂也。医者认为火邪,主以清降,遂致痞气愈增,汤水不进矣。岂知太阴发火,原属湿火,当此万难之际,不必泻其少阴之火,唯当倾其太阴之水,能倾去太阴之水,少阴之火自退矣,宜渗湿解结汤再加姜附主之。

有贾学生者,年十八患湿,医始主以表散,续主以清润,不唯热不见减,痞且旋增,汤水不下。余询其来因,乃至此证从太阴而来,虽有热证,皆水热也,乃出此方一剂而轻,又予以渗湿和里汤痊。

宋姓老翁患湿,本系冬伤于寒之温,医以冬不藏精之温治之,乱投清凉,遂致膈满胸痞,汤水不下,火被水克,心时觉烦杂无奈。余察其舌苔滑,脉来不浮,虽有诸热证,知其皆水热也,亦主以此汤而减,又调理两剂而愈矣。

再,此证服汤痞开,稍能进食,腹但有响声,不下利者,再剂,可稍加大黄微利之。

渗湿解结汤加姜附方

苍术15克	茯苓15克	川朴6克	半夏15克
枳实9克	槟榔6克	滑石15克	通草3克
附子9克	干姜9克	生姜9克	二丑9克

平饮或五丸或十九不等。不利者,再加川军少许。

平饮丹方

　　制甘遂 15 克　　大戟 15 克　　　白芥子 15 克　硇砂少许

　　冬虫草少许

　　神曲糊为丸，如梧子大，强人服十九，次则六七丸，再次则两三丸，治留饮为患，非留饮者万不敢用之，切记！

　　渗湿和里汤加二丑、平饮便为解结汤。解结者，解湿邪之在里，牢坚不软动者也。二丑性急似火，最善逐水；平饮主十二种水，能倾水之巢穴；加姜附者，以平饮丹中有甘遂，其气最寒，欲以承制其寒，且以水为阴邪，取热则行之义也。服汤后微烦勿怪，胸膈间微觉热气欲下行，便是吉兆，病必大除。然药性剽悍，可一不可再，其或未能透达，亦必审其人元气不甚虚，方可再用。若汗出作喘，有虚形者，万万不可再用，须待元气复，再作定夺。

　　再，此方不专治新病也，凡经络脏腑停有饮邪，以致头痛、项痛、肩痛、臂痛、胸痛、胁痛、腰痛、胯痛、脊痛、髀痛、腿痛、足痛，终旬累月，或四五年不愈者，皆可以治之，真救世仙丹也。然亦必审其邪气，千准万准，是从湿所化，方可一战成功。

　　再，留饮为患，无论日间作热，夜间作热，若它药不效者，以此药攻之立解。

　　再，凡病至其年月日时，复发者亦多留饮为患，亦可以此法消息治之。

【注释】

　　①喔喔(wà)：象声词，反胃欲呕的声音。《医宗金鉴·卷一》"瓜蒂散"条下云："诸邪入胸府，阻遏阳气，不得宣达，以致胸满痞硬，热气上冲，燥渴心烦，喔喔欲吐。"

◎

　　渗湿和里汤本为温散太阴，若脉浮，舌不白，胸不痞，即有诸证，恐从太阳中风伤寒而来，当须识此，勿令误也。

舌白、胸痞，太阴停湿之确据。不白不痞，其非太阴证明甚。况脉又见浮乎？是当从太阳中风、伤寒讨生活，无谬执乎此也。

◎

太阴证，头痛，渗湿和里汤主之；头痛身痛，发热恶寒，无里证者，渗湿和表汤主之；首如裹，目如蒙，舌苔微白，饮食未衰者，渗湿和上汤主之；发热恶寒，足颈肿热而痛者，渗湿和下汤主之。

太阴证必具，头痛特甚者，是地气入天，病在里也，故主以和里汤；头痛身痛，发热恶寒，无里证者，是湿在表也，故主以和表汤；头目眩晕，舌苔白滑，饮食未甚衰，是湿伤于上也，故主以和上汤；发热恶寒，足颈肿痛，是湿伤于下也，故主以和下汤。

渗湿和表汤方

苍术 15 克	茯苓 15 克	桂枝 9 克	防己 15 克
滑石 15 克	通草 3 克	生姜 9 克	

渗湿和上汤方

苍术 15 克	茯苓 15 克	生薏仁 15 克	蔻仁 6 克
杏仁 9 克	滑石 15 克	通草 3 克	生姜 9 克

头目眩晕，舌苔白滑，皆肺不化气也；饮食不甚衰，则脾犹能散津也。故唯以术苓扶土生金，其余诸药，皆清降肺气药。盖肺主气，气化则湿亦化矣。

渗湿和下汤方

苍术 15 克	茯苓 15 克	川朴 6 克	半夏 9 克
枳实 15 克	槟榔 12 克	滑石 15 克	通草 3 克
防己 15 克	草薢 9 克	二丑 15 克	川军 9 克

寒热肿痛，湿结于下焦也，故峻用通利之药，使邪气从两便而去；若不肿不热，唯疼痛难耐，则湿寒也，亦渗湿扶阳汤。

◎

太阳证，憎寒壮热，骨节烦痛，食物欲呕，汤水难下者，渗湿通和汤主之。

寒热痛烦，表湿盛也；膈满呕吐，里湿盛也。表里合湿，故合表里而双解之。

渗湿通和汤方

苍术15克	茯苓15克	川朴6克	半夏15克
枳实15克	槟榔9克	滑石15克	通草3克
防己15克	桂枝9克	生姜9克	

◎

太阳证，头痛身痛，恶寒无汗，太阴兼太阳也，渗湿和里汤加麻桂防己主之。

太阴湿气上淫，谓之太阴头痛；太阳寒邪外束，谓之太阳头痛。湿证头痛而兼太阳，其必内有太阴湿证，而兼恶寒无汗、身体疼痛之寒证也。有太阴停湿，痞满呕吐，而适感寒气者；有先受外寒，寒邪太重，由寒壅湿，而与太阴同病者。似此两太同病，不开其表，在外之寒邪必不散；不和其里，在内之湿邪必不退。唯用渗湿和里汤加麻桂防己，外发内利可也。

渗湿和里汤加麻桂防己方

即和里汤加麻黄9克、桂枝9克、防己15克也。

◎

太阴头痛，目赤面红，身热汗出，渴欲饮水，太阴兼阳明也，渗湿和里汤加大黄主之。

湿证头痛而兼阳明，是太阴与阳明合病也。夫太阴湿邪也，阳明燥邪也，燥湿交加，浊乱中州，循经上烘，头为之痛，必兼见目赤面红，身热汗出，渴欲饮水，脉来洪大，方为阳明的证。然觞之初滥，来自太阴，是太阴素有湿邪，因循

湿证发微

90

失治，以致转属阳明；或医者晓得以阳换阴之法，宣之泄之，由太阴而驱之于阳明也。夫既归阳明，审其湿邪已衰，燥结方盛，苔黄起刺，肚腹痛胀，承气汤下之可也。若湿燥两盛，仍宜刚柔并用，可以和里汤和大黄和之。

治验：族叔母韩，年八旬患湿，医治不如法，遂致湿从水化，水气上凌，心便为之烦杂无奈，每发烦时，辄以饮食压之，然食愈多而水愈停，水愈停而烦愈增，遂无时不烦也。□□以其丧子伤肝，大平其肝气不效；又以老年虚满，以参茸大补其元气亦不效，其孙强延余视之。余审其人脉象滑大，舌苔滑润，颇能进食，发烦多在午前。余曰：此阴分中有水，阳分中有火也。其孙曰：何以见之？余曰：脉象滑大，舌苔润滑，定是太阴有水，颇能进食；发烦多在阳分，定是阳明有火。但水重火轻，宜先平水而后平火。其孙曰：医多以为不救，若能有救，余家万福。余曰：请试之。遂与以渗湿扶阳数剂，水气顿减，但燥热不下，又与以理阴一剂，而诸证皆罢也。

再，阴阳迭战，原难两胜，阴胜阳，则阳并于阴；阳胜阴，则阴并于阳。余案临斯证，方知阴阳之多变也。太阴停水，原属阴水，即见太阴水证，万不能再见阳明火证，乃太阴之水既上攻，阳明之火复暴发，两两相持，宛若鹬蚌，竟使医者既驱夫鹬，复驱夫蚌，此诚奇外之奇，而亦法外之法也，故略志之。

再，此与太阴发火证不同，太阴发火，皆是虚火，此则阳明自有其火，主治略异，须知。

◎

太阴证，头痛，口苦耳聋，咽干目眩，太阴兼少阳也，渗湿散火汤主之。

太阴湿土也，少阳相火也，湿证头痛而兼少阳，是由太阴而转属于少阳也。太阴证不解，邪从阳化，湿热升腾，头为之眩晕痛疼，必兼见耳聋口苦、咽干目眩等证。然虽曰少阳其原从太阴而来，自不得用柴胡、黄芩等汤，唯用渗湿和里汤少加芩连以泼其火可也。

渗湿和里汤加芩连方

即和里汤加黄芩9克、黄连6克，所谓散火汤也。

◎

太阴证，头痛、腹亦痛，太阴表里兼病也，渗湿和里汤倍枳实再加草果主之。

太阴证必具，头痛腹亦痛，则不唯经络受邪，脏腑亦受邪矣。《经》曰痛则不通，故倍用枳实以通之；寒邪内贼太阴，故加草果以劫制其寒。此两解太阴表里之法也。

渗湿和里汤倍枳实加草果方

即和里汤倍枳实6克，加草果6克也。

◎

太阴证，头痛自利，恶寒身倦，太阴兼少阴也，渗湿和里汤去枳实槟榔加姜附主之，附子汤亦主之。

水入中土，谓之曰湿，太阴之湿即少阴之水也。湿证头痛而兼少阴，是由太阴而传入少阴也。始病太阴，太阴太虚，邪从寒化，必自利，恶寒身倦；沍寒之气上逆于头，则头痛如破。其太阴证未罢者，亦脾肾双温，故主以和里汤去槟、枳，加姜、附。已罢者，只宜温肾，故主以附子汤。

渗湿和里汤去槟枳加姜附方

即和里汤去槟、枳，加附子9克、干姜9克也。

附子汤方

见《伤寒论》。

◎

太阴证，头痛，口吐涎沫，四肢厥冷，太阴兼厥阴也，渗湿和里汤去枳实槟

榔加附子故纸吴萸主之。

厥阴头痛,血火上冲者居多,必兼血热烦躁等证。湿证而兼厥阴,则非血火上冲,仍是湿寒之气上逆也。太阴证久不能罢,进入厥阴,脉细肢厥,口吐涎沫,寒气循经上行,头必为之不快。因太阴厥阴两温之,故主和里汤去槟、枳,加附子、故纸、吴萸也。

以上六条,即伤寒六经之治法。太阴所兼六经病证,不止此数条,不过借此示人门径耳,须知。

渗湿和里汤去枳实槟榔加附子故纸吴萸方

即和里汤去槟、枳,加附子9克、故纸9克、吴萸9克也。

◎

太阴证邪从阳化,舌白变黄,渴欲饮水,小便浑赤,大便不利者,渗湿和里汤加大黄主之;或昼或夜壮热难堪者,渗湿解结汤加大黄主之;谵语,脉实大者,大承气汤主之。

邪从阳化,其人素偏于阳也;舌白变黄,渴欲饮水,由太阴而趋于阳明也;小水浑赤,大便不利,中州湿热下走膀胱、大肠也。故以和里汤加大黄驱邪从两便而去。

昼而壮热,邪结阳分也,夜而壮热,邪结阴分也,结在一处,牢坚不欲软动,非上药所能胜任,故以解结汤加大黄破逐之。

谵语,脉实大,太阴证罢,全归阳明,谓之正阳明,故主之以承气汤。

再,此一条,太阴与阳明合病也。

渗湿和里汤加大黄方

即和里汤加大黄9克也。

渗湿解结汤加大黄方

即解结汤加大黄9克也。

承气汤方

见《伤寒论》。

◎

太阴证邪从阳化,身热耳聋口苦,渗湿散火汤主之;木火上逆,咳吐清水者,黄连温胆汤加青黛主之;胃津被劫,胆火上冲,舌光如镜,干呕不止者,温胆汤加生地汁主之。

身热口苦耳聋,湿郁生火,少阳之火与之合化也,故主散火汤,以散其火;木火上逆,咳吐青水,胃胆两热也,故主温胆加青黛两清之;舌光如镜,干呕不止,胃液劫而胆火攻也,故以温胆加生地,补液而泄火。

再,此一条,太阴与少阳合病也。

渗湿散火汤方

见前。

黄连温胆汤加青黛方

| 陈皮9克 | 半夏9克 | 茯苓15克 | 甘草6克 |
| 竹茹9克 | 枳实9克 | 黄连6克 | 青黛9克 |

温胆汤加生地汁方

即温胆汤加生地汁15克也。

◎

太阴证邪从阳化,舌灰滑,胸痞烦杂无奈,干呕者,渗湿解结汤倍枳实二丑主之;呃逆者,渗湿解结汤加大黄主之;口难言,神欲昏,欲作痉厥者,渗湿解结汤加姜附大黄主之。

舌苔灰滑,胸膈痞,中州藏垢纳污也;烦杂无奈,水气上凌于心,心为之撩乱也;干呕者,水热闭塞下焦,地道不通,厥阴之气上逆也。似此水热两盛,故以解结汤倍枳实二丑,大下其水热。

呃逆者,肝主疏泄,水来灭木,木气不得条达,故自下逆上,作格儿之声也。解结汤加大黄,饮热并攻也。

湿热之邪缠护牙关,口必难言;湿热之邪闭住心包,神必似昏。口难言,作痉之渐也;神似昏,作痉之厥也。当此云蒸霞蔚,清解恐不济事,主解结汤加大黄①,所谓以露炸炭也。

再,此一条,太阴与厥阴合病也。

邪结心包,与温热之邪结心包,天悬地隔。彼为阳温,故清宫等剂,治从辛凉;此为阴温,故渗湿诸汤,治从辛热。虽加用大黄,只取其助药下行,意则不在于大黄也。然诸方中皆有平饮丹,此丹起死回生,奏效如神,但气味猛悍,取用万难鲁莽,须大振精神,审其热之盛衰,脉之实虚,身之肥瘦,病之新久,或八九丸,或五六丸,或二三丸,多多少少,如五雀六燕,铢两悉称,乃能一战成功。非然者,吾恐虎狼入室,将择人而噬也。服汤后微烦勿怪,移时胸膈间微觉气欲下行,病必大除。但可一不可再,万一未甚透达,须再用者,可从减用之。

再,此条开言舌灰胸痞,便是一派天地不通,闭塞成冬气象。虽有浮热,皆水气热也,故用平饮丹,直倾其巢穴。若舌不灰,胸不痞,虽有干呕、呃逆、昏迷等证,恐为温热证,邪结心包,或为少阴不固,元气上脱,无得谬执乎此也。

再,邪在厥阴,阴阳最是难辨。余虽以舌不白、胸不痞定为非太阴本证,然以余生平治验,亦有不白不痞,竟为太阴证者。此必是太阴末传,上焦水气全停于下焦,下焦饮热上攻,亦能令人发痉发厥,但其痉厥,口犹能言,身犹能动,神识未甚昏迷,终不若温热证之痉厥,口不能言,身不能动,神昏不识人也。为水为火,亦可从此处微识之。

李氏老妪春患湿,医以阳温治之,发表攻里皆不效,延予视之。余审其人,舌不白,胸不痞,壮热时汗,烦杂无奈,汤水难进。余方寻思其故,其家人曰,初病时有舌苔,今舌苔退矣。余乃悟其本为湿邪,缘治违其法,遂致表湿传里湿,里湿上攻,故使壮热有汗,烦杂无奈,汤水难进也。主以解结汤有效,但未甚透达,又主以解结汤去平饮加大黄,遂下利而愈。

有王姓者，家殷富，素有湿邪，复感时气，医者乱治十余日，遂危，其内兄[②]与余有旧，邀余视之。甫入门，即见其家备衣衾。审其证，脉象纤细而数，舌右边有黄苔，如梅子大，耳聋音哑，壮热时汗，呼之若知若不知。阅其前方，清下不等。余想若是阳温，脉必洪数，服清下药必轻，今竟不然，必是热证挟饮，饮热上攻，故致有诸证也。但前医三位，现在客房，余即对前医开小陷胸加川朴枳实方。前医掩口笑余，余佯不知，促服之。自午至未，似有起色，日晡便心清能言，但表热不净，遂又以清解而愈。

此两案皆舌不白、胸不痞，而为太阴者，余举之以示病之有变也。或有问于余曰：太阴末传，汤水不进，何也？余曰：坤轮不转也。或曰：坤轮何故不转？余曰：中州停水，水深灭木，土无玄神，故使不转也。或曰：胸腹气阻，未能畅达，人皆以为土中藏木，今乃以为无木，何耶？余曰：土中藏木，正是土中无木；土中无木，乃为土中有木。或曰：未得其解。余曰：玄神司权，有木正是无木；魔神司权，无木乃因有木。质而言之，总是胸腹中能容玄神之活木，不能容魔神之死木也。吾故曰魔神去，斯玄神来。玄神来，斯坤轮转。坤轮转，无论水邪火邪，皆风流云散矣。但病到此时，万死一生，须想入非非，察诸冥冥，千准万准，方可下手，勿孟浪也。

再，坤轮一转，必能进食，倘仍不能食，勿怪也，须俟一二日，正气平复，即能进食矣。

再，以上千言万语，都是要人谨慎，然太谨慎亦误性命，欲使谨慎家不一于谨慎，不谨慎家反愈于谨慎，则唯在读书。

渗湿解结汤倍枳实二丑方

即枳实再加6克，二丑再加9克也。

渗湿解结汤加大黄方

即外加大黄9克也。

渗湿解结汤加姜附大黄方

即外加姜、附各9克，大黄9克也。

湿证发微

①解结汤加大黄：据文义，当为"解结汤加姜附大黄"。

②内兄：妻子的哥哥。

◎

太阴证邪从阴化，舌苔白滑，不饥不食不便，气机不灵，牙关不利，舌謇语重者，渗湿和里汤加二丑主之；或诸证未罢，或诸证已罢，胃脘痛，痛极而吐，所吐尽是清水者，解结汤加附子干姜主之；舌白而腐，秽湿结里，肛坠尻酸者，渗湿和里汤去滑石通草加干姜附子主之。

邪从阴化，其人素偏于阴也；舌苔白滑，中有秽湿也；不饥不食不便，气机不灵，坤轮不转也；牙关不利，舌謇语重，口为脾窍，湿邪阻塞脾窍，故使难语也。一派皆是浊湿气象，故以和里汤逐去其浊湿；加二丑者，畅其流也。

诸证未罢，为时①邪之胃痛；诸证已罢，为留饮之胃痛。然无论未罢已罢，均为饮结在中，故用解结汤加姜附，峻逐其饮。

肛门坠酸，寒虚者宜人参、鹿茸，热湿宜黄连、槟榔。此为寒湿，故以和里汤去滑通加姜附温散之。

九窍不和，皆属胃病。此一条，言脾病胃亦病，妻累及妇②也。

太阴证邪从阴化，中上焦已罢，少腹痛烦欲死，服温散药不效者，渗湿解结汤加姜附主之；腿痛，或夜间壮热者，渗湿解结汤加姜附大黄主之；腿不痛，但痿软不能站立者，渗湿解结汤加姜附主之。

中上焦证已罢，少腹烦欲死，少阴证也，何以犹冠以太阴证耶？以此少阴证是从太阴而来也，太阴停水，治违其法，以致传入少阴。少阴停水，宜温其水，服温水药不去，必是结水也，故以解结汤加姜附，峻逐其水。

腿痛，入夜壮热，亦以其从太阴而来，定知其是水结下焦，故亦以解结汤下其水。加大黄者，以其挟热也。

不痛但软,亦以其从太阴传入少阴也。不加大黄者,虚中挟寒也。

上条太阴与阳明合病,此条是太阴与少阴合病,所谓土反其宅^③也。

有宋姓者,因湿病疟,强截止之,遂致湿邪入里,少腹痛烦欲死。医治以桂楠^④烟泡^⑤,亦能稍止须臾,但日日服之,热日增而痛不减,邀余视之。余询得其是从湿疟而来,定知其是水结关元,遂主以解结汤加姜附有效,又调理两剂而愈矣。

牛姓小儿,年十三,春患阴温,医以阳温治之,平其热而留其湿,连绵至于八月,饮食日减,身热腹痛。余知其为太阴停水也,与以解结汤而痛顿减。小儿惮于用药,腹不痛而腿痛,入夜潮热。余知其水邪由太阴而传入少阴也,与以解结汤加姜附,而诸证皆罢矣。

张姓小儿,年十六,患温,医疗已月余矣,乃忽然腿足痿软,不能起立,如中风然,余察其人,里面不衰饮食,表面不作寒热,唯舌苔微滑,尺脉微沉逆,知其湿从寒化,为土反其宅也,遂主以渗湿解结汤加姜附而愈。

太阴证邪从阴化,舌滑胸痞,肢冷脉伏,腹胁间气不舒者,渗湿和里汤加吴萸二丑主之;脐下筑筑然动,势入奔豚,上攻作吐,或怖惊者,渗湿和里汤去滑通加吴萸姜附主之;囊缩者,渗湿和里汤加吴萸桂附主之。

舌滑胸痞,坤轮不转也;肢冷脉伏,腹胁不舒,则玄神无气矣。此与上条证又殊,上条乃是因坤土无权,以致玄神无气,此则玄神自无气,所谓本实先拨也。木土交困,不虑外脱,唯恐内闭,主以和里汤加吴萸二丑扶土气,以疏木气也。

脐下动水上攻,冲疝厥疝证也。水木两寒,主以和里汤去滑通加吴萸姜附,暖水并暖木也。

囊缩者,邪水既来灭木,真水又不生木,木无护星,玄神将退位也,肝、脾、肾三处被兵,中下焦无干净地,大局甚是难支,急以和里汤去滑通加吴萸桂附一剂温之,庶可回生于万一。

湿证发微

若无太阴等证,并朴夏槟枳亦可去之,须知。

吴姓妇人患温,舌苔滑白,肢冷脉伏,胸腹不舒。余曰:此太阴与厥阴同病,危证也。开一和里汤加吴萸二丑方,嘱之曰:此药不开,必将继以解结汤,不然恐无及也。服药未及半剂,他医劝以阳温治之,改服生地寸冬等汤,遂干呕不止而亡。

有杨姓者,脐下动气,厥吐上攻,主以此汤而安。

表侄桑某人患阴温,胸痞囊缩,余主以和里汤加吴茱萸桂楠二丑而愈,其人不戒口,忽下利不止。余曰前证已险,此又险之加险,急以参茸汤峻补之。

盖肝主疏泄,太过固恐其闭,不及又恐其脱也。厥阴在伤寒,本无可下之理,然假道伐虢,亦是医学圆机,不必太泥古也。囊缩亦有属热者,宜以从此方讨生活,但不妨稍加寒凉,如乌梅丸之法。

再,少阳本为太阴护神,少阴本为太阴前身,邪从阳化,便是火归火家,不为其护神;邪从阴化,便是水归水宅,不作其前身。此证浅而言之,是水魔作怪;深而言之,是坤土无权;再深而言之,是玄神无气。然缓宜治本,急宜治本,唯将水魔逐去,斯天地交而阴阳泰矣。

再,湿证最多怪证,故立方亦最多怪方,解结等方,书中原未曾经见,然余以此法活人,殊难发数。学者若能元识超之,实见得为饮邪作冷,无论在表在里,均可以此法破之矣。

再,阳化阴化,其证甚夥,倘一一罗列,恐涉烦杂,姑举一二示法,学者隅反可也。

渗湿和里汤加二丑方

即和里汤加二丑9克也。

渗湿解结汤加姜附方

即解结汤加姜、附各6克也。

渗湿和里汤去滑通加姜附方

即和里汤去滑通,加姜、附各6克也。

渗湿解结汤加姜附方

见前。

渗湿解结汤加姜附大黄方

即解结汤加姜、附、大黄各9克也。

渗湿和里汤加吴萸二丑方

即和里汤加吴萸、二丑各9克也。

渗湿和里汤去滑通加吴萸姜附方

即和里汤去滑通,加吴萸15克,姜、附各9克也。

渗湿和里汤加吴萸桂附方

即和里汤加萸、附各9克,桂3克也。

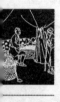

【注释】

①时:疑当作"湿"。

②妇:疑当作"夫"。

③土反其宅:出自《礼记》:"土反其宅,水归其壑,昆虫毋作,草木归其泽!"意为:风沙不要作恶,泥土返回它的原处;河水不要泛滥,回到它的沟壑;昆虫不要繁殖成灾;野草丛木回到沼泽中去,不要生长在农田里。

④桂楠:即板桂,呈板片状,通常两端切面较粗糙。它和官桂都以皮细肉厚,断面紫红色,油性大,香气浓,味甜微辛,嚼之无渣者为佳。中药肉桂为桂树的树皮,按桂树的生长年限等因素,肉桂分为几种不同的规格,分别为:官桂(5~6年)、企边桂(十余年生桂树)、板桂(老年桂树),最好的应为板桂。板桂作用:补元阳,暖脾胃,除积冷,通血脉,治命门火衰,肢冷脉微,亡阳虚脱,腹痛泄泻,寒疝奔豚,腰膝冷痛,经闭癥瘕,阴疽,流注,及虚阳浮越,上热下寒。

⑤烟泡:指把鸦片烟膏就烟灯烧成的圆形小泡子。

　　　　　　　　　　　◎

　　太阴证阴阳两化,舌苔白滑,胸膈痞闷,身热心烦口渴,脉细而长者,苍术白虎汤主之,渗湿散火汤亦主之。

　　舌苔白滑,胸膈痞闷,太阴证也;身热烦渴,脉来长大,阳明证也。湿热两盛,故以苍术白虎两解之。服汤不解,必是湿热内结,故又主以散火汤也。

　　太阴证阴阳两化,舌苔白滑,心中怔忡惊悸,能饮食,脉来盛大者,渗湿和里汤主之。服汤后未甚透达者,和里汤加二丑大黄主之。

　　舌苔白滑,太阴停水也;怔忡惊悸,饮邪上攻也;能饮食,脉来盛大,阳明有邪热也。主以渗湿和里汤,证必大减。设未能清场,加大黄、二丑下之自愈。

　　太阴证阴阳两化,舌苔白黄,胸膈痞痛,能食细不能食粗,脉来盛大者,渗湿和里汤加姜附二丑主之。服汤后膈闷不痛,转腹中痛者,渗湿解结汤加大黄主之;服汤后腹内不痛,或髀痛、胯痛、腿足痛者,亦以前汤主之。

　　舌苔黄滑,胸膈痞痛,脉来盛大,太阴之湿,阳明之热,两盛也,故主以和里汤加姜附二丑大黄,其痛必除。其或膈内不痛,窜入腹中痛者,主以解结汤加大黄,其痛必减;或腹中不痛,传入下焦作痛者,亦可以此汤主之,但药性剽悍,医者审其虚实可也。

　　太阴证阴阳两化,上吐下利,挥霍变乱,腹痛欲死者,渗湿和里汤加姜附主之。

　　湿热之邪,上攻于胃必作吐,下流于脾必作泄也;邪正交争,必腹内绞痛。和里汤加姜附两解其湿热,而诸证自罢也。

　　太阴证阴阳两化,欲吐不吐,欲泄不泄,腹中绞痛者,渗湿和里汤加姜附二

丑主之。若转筋者，再加桂枝防己主之。

　　嗢嗢欲吐，而复不能吐，辘辘①欲下，而复不能下，挥霍变乱，腹内绞痛，一望而知其为湿热之内结也，故以和里汤加姜附二丑通之。又转筋者，则是饮邪流于四肢，故兼加桂枝通其阳，防己逐其湿也。

　　伏羲画卦，空五十两数，为太极图。太极者，阴阳混合，而其象未呈之目也。太阴为三阴纲领，太阴受邪，凡属在阴分，皆为阴气弥漫；阳明为三阳纲领，阳明受邪，凡属在阳分，皆为阳气熏蒸。所以然者，本乎天者亲上，本乎地者亲下，各从其类之义也。其或阴盛之极而并阳，太阴寒必阳明亦寒，三阳胥呈泽国；阳盛之极而并阴，阳明热必太阴亦热，三阴皆成火乡。

　　然宇宙有相胜之阴阳，亦有交争之阴阳，万一夫妻勃谿②，太阴自胜于阴分，阳明自胜于阳分，三焦上下，必如五胡乱华③。医者唯审其湿兼太阳少阳，则用逆流挽舟之法；湿兼少阴厥阴，则用假道取虞之计。或从表解，或从里解，顺其自然之势而已。

　　再，太阴证脉皆沉细，而后即有热证，脉皆沉细而数，不能实大也，唯阴阳两化，证兼阴阳则脉见实大，学者以脉断之可矣。

　　再，太阴阳明，鹤蚌相持，法当两解，然不如先平阴而后平阳，须服和里汤二三剂，审其舌苔变黄，大便不利，有身热心烦诸热证，再加大黄二丑下之，证必速解，此驱阴于阳法也。

　　尝治一老妪，太阴停水，水气凌心，烦而且悸，脉来实大，颇能饮食。与以和里汤两剂稍减，又与和里汤加大黄二丑而痊。

　　又治一少妇，胸膈痞痛，按之则痛剧，脉来实大。与以和里汤，胸痛解而腹痛。余曰此水趋于下也，又与以和里汤加姜附二丑大黄而愈。

苍术白虎汤方

　　苍术15克　　石膏9克　　知母6克　　甘草3克

湿证发微

生姜 9 克

渗湿散火汤方

即和里汤加芩、连也。

渗湿和里汤方

见前。

渗湿和里加二丑大黄汤方

见前。

渗湿和里加姜附二丑汤方

见前。

渗湿解结汤加大黄汤方

平饮丹三丸五丸不等。

渗湿扶阳汤方

即和里汤加姜、附各 9 克也。

渗湿和里加姜附二丑汤方

见前。

渗湿和里加桂枝防己汤方

即和里汤加桂枝 12 克、防己 15 克也。

【注释】

①辘(lù)辘：象声词。形容肠中虚鸣声。

②勃豀：吵架，争斗。

③五胡乱华：五胡的概念是《晋书》中最早提出的，一般泛指东汉末到晋朝时期迁徙到中国的外族人，一般认为五胡指匈奴、鲜卑、羯、羌、氐。在晋惠帝时期的八王之乱以后，晋室分裂，国力空虚，民生凋敝，晋朝的军事力量迅速衰退，再加上当时晋朝统治者对于统治区胡人的剥削，胡人趁机起兵，侵扰中原，于是中原大乱，在百余年间先后由胡人及汉人建立数十个强弱不等、大小各异

的政权,史称称"五胡乱华"。

◎

太阴证,或诸证未罢,或诸证已罢,邪阻脾窍不能言,有如喑哑者,此湿也,渗湿解结汤主之。

不语之证多端,有中风不语者矣,有中寒不语者矣,有中暑不语者矣,有中气、中痰、中恶不语者矣,皆得之仓猝,尸厥神昏,可按真中、类中门,检方施治。湿证末传,少阳之火太旺,热极生风,以致肝风内旋,痉厥神昏,舌短难言,可用吴鞠通之安宫牛黄丸、大小定风珠施治;风证末传,口眼㖞斜,手足痛麻,忽然唇缓涎出,舌短难言,此肾虚内夺,危证也,可用参附汤施治。

然世有一种怪证,其始也,头目眩晕,身体寒热,舌白不渴,食少胸痞,其为太阴表里合湿明甚。医者不知,见有表而发其表,见有里而攻其里,见有火而清其火,遂致湿郁生痰,壅塞脾窍,把住声音道路,而作哑矣。作哑以后,以风治之不效,以温治之不效,以真中、类中各方治之亦不效,计穷智竭,率视为沉疴痼疾。不知此证原为阳虚阴盛,使当始发之时,即以渗湿和里等汤治之,不过一二剂即愈也。《经》曰:足太阴之脉,起于隐白穴,循胫膝入腹中,上膈,挟咽,连舌,散舌下,注心宫。太阴停湿,虽有表而非太阳之表,乌可以发其表?虽有里而非阳明之里,乌可以攻其里?虽有火而非少阳之火,乌可以清其火?况发表必愈虚其阳,攻里、清火必愈长其阴,阳虚阴盛。其人素偏于阴者,邪固直从阴化矣,若其人素偏于阳,则湿得热围,痰涎壅盛,必循经上行,散舌下而注心宫,唯用渗湿解结汤大豁其痰,而会厌之道自通。然亦必元气不甚亏者,方能一战成功。若绵延日久,阴阳两虚,表里兼病,气息奄奄,恐即有此汤,亦无能为也。

张姓小儿患阴温,医者治违其法,数月不能清场,忽然失音,百治不效,其叔驰数十里,邀余视之。余诊其脉细数,身热耳聋,腹微胀,饮食减少。余曰:此湿郁生痰,壅塞脾窍也。与以渗湿解结汤一剂即解。

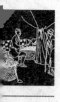

汴省王姓小儿患阴温，投以风药一剂不解，夜间忽失音，其家人骇甚，尔时余馆汴，夜叩门请教。亦与以解结汤一剂即愈。

田姓老妇患阴温，连绵数月，忽然失音。余诊其脉滑而且实，身不能动，口不能言，心尚清楚，饮食亦不甚减少。余知其为阳明蓄热，太阴停饮也，与以解结汤三剂，方能有效。夫前之两小儿一剂即解，此之老妇三剂方清，脏腑虚实不可概论也如是。

渗湿解结汤方

即和里汤加二丑15克，平饮丹或十九五九不等也。

◎

太阴证，或诸证已罢，或诸证未罢，隔食者，渗湿解结汤主之。反胃者，渗湿解结汤加姜附沉香主之。

胃之上口曰贲门，贲门不开则隔矣；胃之下口曰幽门，幽门不放则反矣。种种治法，载在方书，固无烦余之饶缕。然今之治斯证者，十治十死，百治百死，彼夫庸庸者无论也，即间有负时望之名医，因脉定证，照证拣方，或因心为定夺，或随时为变通，曲尽经营之妙，以翼其术之一遇，究竟救生有志，回天无权。虽较之卤莽①家不无稍愈，卒亦付之无可奈何，但迟速之间而已矣。

余读灵素书，至二阳之病发心脾节，窃隐然有所思，恍然有所悟也。二阳者胃也，胃为水谷之海，五脏六腑十二经皆赖其津液，以立于不败之地。然五脏六腑十二经虽赖其津液以生，每不能自取其津液以生，此其中有几焉，几者何？脾也肺也，愚以为胃如商铺中东家一般，脾与肺如商铺中号伙一般，东家不能自携其金钱，输于东西南北之债户，胃不能自取其水谷，输于表里上下诸经络。《经》有云：脾者婢也，为胃行其津液者也，胃游溢水谷之精气，输之于脾，脾为之宣焉发焉，鼓于上下四旁，殆如天地之炉，阴阳之炭，造化之工，曲承胃命，而号伙之职尽矣。

《经》又云：脏真高于肺，以行荣卫阴阳也。盖肺为华盖，上焦开发，宣五谷味,熏肤、充身、泽毛,并通调水道,下输膀胱。是脾主地气而上腾者,肺亦主天气而下降也,而号伙之职亦尽矣。然有尤妙焉者,脾肺虽为胃之号伙,而不得肝之协助,则脾肺亦退处于无权,何者?肝主疏泄,即《内经》所谓玄神,孔圣所谓"帝,出乎震[②]"之帝也。肝之志欲散,与之辛以散之;肝之性欲缓,与之甘以缓之。真精充足,积渐为雄,金得之而暖,土得之而疏,何有老痰宿饮之为患乎?今之病斯证者,大抵肝气之人居多,以此等人有不得隐曲,展转踌躇,类不能无所思,思则气结,气结则津液不散,在阳明为燥金,而燥者益燥;在太阴为湿土,而湿者益湿。燥无以滋其燥,贲门必不开;湿无以行其湿,幽门必不放。不开不放,隔与反,非其昭昭者乎?

然时法率以滋阴为主,次则以利气为主,再次则以补益为主,东涂西抹,卒无补于人之性命。余师《金匮》十枣汤之意,用急则治标之法,举中焦痰饮,一举而下之,俾邪气退而正气复,所谓射人先射马,擒贼先擒王也,百治百验,如响应声,故敢列方于下,奉商世之欲治斯证者。

渗湿解结汤方

即和里汤加二丑9克,平饮丹或三九至十九不等也。

治噎塞不通,能食细不能食粗,粒米难下,强下之,胸膈刺痛,腹中宛热,口吐涎沫或清水,腹胁攻冲作痛等证。寒加姜附,气上攻加沉香,有表证加桂枝9克、防己15克。

治验:李姓老妇,性情太暴,得一痞气证,食物留中不下,业已数月,药莫能愈。余以此药下之,迎刃而解。

黄姓少年,呕吐痰涎,不能饮食,自分必死,余以此药救之,一剂即轻。

吕姓老妇,患□□[③],医者乱治数月,变成噎塞,汤水难下。余诊其脉微细,气息奄奄欲尽。余用和里汤减其□方钱数,外加姜、附、沉香少许治之。下咽后,胸如刀利,须臾微松。越两日,复以原方加减治之,大有功效,又调理数剂而痊。

渗湿解结汤加姜附沉香方

即解结汤加姜、附各9克,沉香6克也。

【注释】

①卤莽:亦作"鲁莽"。粗鲁,莽撞。

②帝,出乎震:出自《周易·说卦传》。原文中的"帝",指北斗星。古人认为,北斗星是宇宙的主宰,天地万物都围着它进行运转。这里的"帝",指东方,天帝出于东方,东方在八卦中为震,即震代表东方,在时为春,为一年中万物生发之时,五行属木,在脏与肝相应,故续文言"肝之性"等。

③□□:疑为"呕逆"。

◎

治太阴留湿,久而莫愈,以致湿结幽门,食入反出,胸膈刺痛,便如羊粪等证,服汤后,别用姜汤送平饮丹若干丸,虽微烦勿怪,但觉膈间微微松动,气欲下行而邪即溃矣。邪不净者再作服,平饮丹随势去取可也。湿困脾阳,经络脏腑皆成秽薮,非雷以动之,风以散之,日以暄之,难以推到一切。诸药味备辛温,即雷动风散日暄也,尤妙在苍术、茯苓,坐镇中州,为督战主帅,群药摧坚陷锐,乃不为无制之兵矣。

再,前证为湿留贲门,此证为湿留幽门,虽咽喉作干,大便作燥,良以液结不散,致干燥乃尔,非真火也,汉唐以来时医多认为二阳热结,无怪其南辕北辙也。

再,此证愈后,禁食生冷、腥荤、油腻,即伤气伤凉,亦一并戒之。非然者,吾恐病加于小愈,功败于垂成也。

再,此证就现在说来,为湿魔作渗,推其原本之原本,为玄神无气,坤轮不转,然遽调玄神,健坤轮不得也,须逐去湿魔,而玄神乃动,坤轮乃转矣。

治验:桑姓妇人,口吐涎沫,气逆不降,膈中刺痛,便如羊粪,在反胃门中,

107

已成不治之证。余为之万死求一生，以此方出入加减，十数剂而愈。

徐姓老翁，咳吐痰涎，食物不入，入即反出。余用此方调理数剂而愈。

但治案太多，难以备举，略示一二，学者隅反可也。此证玄神无气，为木不生火，理自当补火；湿极而燥，为土厚生金，万不可益金。学者能识得源头道理，则知此说为宗经，并非好与时贤为难也。

再，贲幽两门，为乾坤阖辟之气眼，亦风轮往来之道路也。湿为阴邪，性最黏腻，湿堆两门，譬如道上积潦，碍于车轮周转，正是天气阴霾，非天气亢燥也。平饮丹中有甘遂、大戟，此两物原是阴药，以药之阴入水之阴，甚是相得，然却能出其不意，倾彼巢穴，议者疑其气寒性猛，难以轻试，岂知方中姜附性温，温则能制其寒；术苓味甘，甘则能缓其猛，则悍药乃我已降之龙、已伏之虎矣，虑其跋扈也乎哉？

再，甘遂主十二种水，正犹附子能通行十二经，贲幽两门之水能治之，凡水之在十二经者，皆能治之，学者勿轻视此药也。

湿证发微

◎

太阴证，头痛项强者，渗湿通和汤主之。

《经》曰：诸颈项强，皆属于湿。吴氏以"湿"字未洽，易以"风"字，以风之多于湿也。岂知古人著书，原有所见，非率尔操觚①也，如曰诸颈项强不属于湿，岂诸颈项强皆属于风乎？如此等处，似未免吹求太过也。湿为水类，重物也，表邪壅盛，最易引下焦水邪，水邪逆于上，虽不似角弓反张，然转旋不甚灵便，便似强硬一般，其与太阳证同见者，宜羌活胜湿汤；不与太阳证同见者，宜渗湿通和汤。

治验：一人颈项疼痛，服风药不效。余审其舌苔滑白，胸膈痞闷，脉不甚浮。余曰：此非太阳中风，乃太阴停湿也。与以此汤而愈。

又一人，外不作寒热，内不衰饮食，唯患颈项强痛。余曰，此留饮为患也，与渗湿和里汤加平饮丹十九愈。

渗湿通和汤方

即渗湿和里汤加桂枝、防己也。

【注释】

①率尔操觚(gū)：率尔，贸然，随便地；觚，木简，古人用它来书写；操觚，指作文章。原形容文思敏捷，后指没有慎重考虑，写作态度不严肃，轻率地写，随意着笔。

◎

太阴证，臑痛者，渗湿通和汤加平饮丹主之。

自肩至肘，谓之曰臑。余处无痛，唯臑作痛，留饮为患也，有与诸湿证同见者，不与诸湿证同见者，均以渗湿通和汤加平饮丹主之。

治验：贺性妇人，年半百，春患温，项痛臑亦痛，以风治之不效。余诊其脉不浮，审其证舌苔滑白，胸膈痞闷，即知其为太阴停湿，与以此汤一剂即轻，再剂去平饮丹愈。

渗湿通和汤加平饮丹方

即通和汤加平饮丹或十九或八九不等也。

◎

太阴证，臂痛者，渗湿通和汤主之。

自肘至手，谓之曰臂，有气滞血凝而作痛者，有风中经络而作痛者，有热结经隧而作痛者。兹曰太阴证，则知非气血风火诸邪之所为也，欲知其为太阴，须从其兼证辨之。此证之来，舌苔必滑白，胸膈必痞闷，目必眩晕，身体必沉重，宜渗湿通和汤。其不与诸湿证同见者，则谓之留饮，宜渗湿通和汤加平饮丹治之。

再，湿流经络，谓之湿痛，湿郁成热，则又为热结经隧之痛矣，然虽曰热痛，

下卷

究竟从太阴而来,而不得与纯热之证同一治矣。

李氏老妪,年七旬,春患阴温,舌苔滑白,胸膈痞闷,湿郁成热,热甚猖狂,右臂肿痛,汤水不进,危笃之至,服清解、攻下药不效。余审其情状,似阳明实热,续询其得病来因,乃知此证为热中有湿,无怪乎清解、攻下不愈也。即以渗湿通和汤加平饮丹五丸。一剂便能进食,大便仍不畅快;去平饮丹,加二丑、大黄遂通,而在表之热亦解矣。

渗湿通和汤方

见前。

◎

太阴证,腰痛、胯痛、脊痛、髀痛者,白术附子汤主之,渗湿解结汤加姜附亦主之。

太阳之络,循脊抵腰,然肾以腰为府,而附近于脊尾,是太阴经之尽处,即少阳经之起处。故人之腰痛、胯痛、脊痛、髀痛,都疑其为风与气,而绝不料其为土反其宅,水归其壑也。太阴属湿土,太阳属寒水,少阴实其祖家,少阳之气不旺,无由上焦开发,薰肤、充身、泽毛,唯是浸灌滋润,日究于污下[1],而诸湿痛证作矣。其太阳证多者,自宜从表作解,若少阴证多者,则宜从里作解。但下焦之水宜温,设温之不愈,审其人不甚虚者,直攻之可也。温之宜白术附子汤,攻之宜渗湿解结汤加姜附。

治验:有刘姓者,家殷富,秋患腰痛、胯痛、髀痛,医以其年老身弱,多方补之不效,邀余视之。余见其人伸缩行动,皆不能自如,但尚能饮食,脉亦不甚虚。与和里汤加二丑,一剂便轻。

有宋姓者,腰痛、胯痛,多年不愈,延余试之。余见其人尚能担水,饮食如常,于脾胃全局无碍。此必是隐僻有支饮,他药不能到,故连年不愈也。与以解结汤一剂便轻,两剂痊愈。

白术附子汤方

见《金匮》。

渗湿解结汤加姜附方

见前。

【注释】

①日究于污下：孔子曰"君子上达，小人下达"，朱熹注释"君子循天理，故日进乎高明；小人殉人欲，故日究乎污下"。

◎

太阴证，腿痛者，通和汤加萆薢主之；留饮者，解结汤加姜附主之。

腿居下焦，部位属阴，风固有之，然不能如寒湿之多也，有直中于下焦者，有从上中二焦传入下焦者。《经》曰，痛则不通，须辨其是某邪阻滞，用药方有准的。兹曰太阴腿痛，则明指其从太阴而来也，渗湿通和汤加萆薢主之，寒者加附子干姜，有饮者加平饮丹。

治验：张姓小儿，年十五，春患温，舌苔白滑，胸膈痞闷。此本"冬伤于寒，春必病温"之温，医以"冬不藏精，春必病温"之温治之，重用清凉，除去其热，热亦遂退，不数日，湿从寒化，两腿不举，如废疾然，其父急延余治之。余诊其脉，脉则细，摸其腿，腿则凉，饮食不甚减，两便亦如常，唯头目微眩，舌苔微滑，少腹微胀。余曰：此非中风，亦非中火，乃前日中焦水湿未曾宣泄殆尽，以致流入下焦，所谓土反其宅，水归其壑也，宜逐去其寒湿。乃以渗湿解结汤加姜附，一剂便轻，又调理两剂遂痊。

渗湿通和汤加萆薢方

即通和汤外加萆薢9克也。

渗湿解结汤加姜附方

见前。

◎

张长沙治伤寒，唯阳明有下法，邪在他经而亦下之，则非法也。然余欲为之变通其说焉。太阳故不可下矣，若表热盛实，以致里热亦盛实，头热身热，腹胀如鼓，则亦在可下之例，如防风通圣等法是也。少阳不可下矣，若口苦咽干目眩，胸膈痞硬，日晡潮热，则亦在可下之例，如大柴胡汤、小柴胡汤加芒硝是也。再推而广之，太阴不可下矣，若脾家停湿，胃家结燥，则亦在下之例，如余之所以制和里汤加二丑大黄是也。厥阴不可下矣，若感受寒湿，结成疝证，胁下偏痛，发热，则亦在可下之例，如大黄附子等汤是也。少阴不可下矣，若口燥咽干，或下利清水，则亦在可下之例，如少阴篇之大承气汤是也。

由是可知，阳明用下，堂堂之阵，正正之旗①，正兵也；诸经用下，拔帜仆赵②，假道取虞，奇兵也。然又有理中之理，不可不彻底说明。诸经虽皆可下，然亦必将诸邪悉驱入阳明，方为可下，余之和里等汤，加大黄二丑，必兼姜附，正是变阴为阳，将诸秽物悉付之铸金炉也。

再，宇宙极不净之物，一置之土中，则如雾散而冰释，以土能化毒焉故也。诸经之邪，能曲折盘旋，驱入肠胃，便如火消膏矣，然亦必阳明能引精，方能招八州而朝同列，倘中州无权，则虽有天子守府，亦尾大不掉③矣，须知。

【注释】

①堂堂之阵，正正之旗：出自《孙子兵法》："无要正正之旗，勿击堂堂之阵，此治变者也。"堂堂，壮盛的样子；正正，整齐的样子。形容阵容盛壮整齐，也用来形容光明正大。

②拔帜仆赵：典出《史记·淮阴侯列传》，汉韩信与张良率兵攻赵，背水列阵以诱敌。韩信诈败，赵军尽出城追击，信之伏兵乃趁机入城，拔去赵旗，改插汉军旗帜，大破赵军的故事。后比喻以计谋战胜敌人，取而代之。

③尾大不掉：兽类尾巴过长，摇摆起来困难。比喻下强上弱，难以控制调

动。

◎

太阴证，或诸证已罢，或诸证未罢，舌苔滑白，胸膈痛疼，此湿停上焦，肺水也，渗湿解结汤加姜附主之；表有寒热，咳吐稀痰者，亦肺水也，小青龙汤主之。

胸痛之证，有气有血，有寒有热，有虚，兹曰太阴证，则湿留而为饮也。此证之法，或坚止不动，或流转善动，或兼痞硬，或引胁痛，总因胸中无阳，不能运水，以致留饮为患也。宜渗湿解结汤加姜附，以扶其阳而逐其饮。然亦有由表而致咳唾者，则宜小青龙汤。

治验：一人胸中留饮，不时举发，医乱以气滞血结治之，不效。余曰：此非气结胸，亦非血结胸，乃水结胸也，宜扶阳涤饮。与以此汤而痊。

渗湿解结汤加姜附方

见前。

小青龙汤方

见前。

◎

太阴证，或诸证已罢，或诸证未罢，怔忡惊悸，烦杂无奈，此湿堆于手厥阴，心水也，渗湿和里汤倍姜夏枳实主之。

此证挟虚者有之，挟热者有之，但虚有虚形，热有热象。此则从湿邪而来，湿者水也，水来克火，故令人怔忡惊悸、烦杂无奈，欲知其非虚非火，而为水邪，须自其兼证辨之。此是太阴停湿，湿气迷漫，头目必眩晕，肢体必烦重，舌苔必滑白，胸膈必痞闷，无论春夏秋冬，见有此等证象，便知是从太阴而来矣，宜渗湿和里汤倍半夏枳实。

再，此证有怔忡者，有惊悸者，有烦杂无奈者，有烦热难堪者，只有其一便是，不必悉具也。

渗湿和里汤倍半夏枳实方

即①倍半夏为 15 克、枳实为 15 克也。

【注释】

①即:后当加"和里汤"。

◎

太阴证,或诸证已罢,或诸证未罢,胁下作痛,不敢咳息,此湿停足厥阴,肝水也,渗湿和里汤加白芥子草果芫花主之。不解者,去草果、芫花,加平饮丹主之。

胁痛之证有气滞者矣,有血结者矣,此则非气非血,乃水之所为也,宜和里汤加白芥子芫花草果。不解者,去芫花、草果,加平饮丹愈。

此条与上条治验太多,无烦缕缕也。

渗湿和里汤加白芥子芫花草果方

加①白芥子 15 克、芫花 4.5 克、草果 4.5 克也,不解者加平饮丹若干丸不等。

【注释】

①加:前当加"即和里汤"。

◎

太阴证,或诸证已罢,或诸证未罢,胃脘攻冲作痛,此湿结本经,脾水也,渗湿和里汤加姜附主之。不解者,再加平饮丹。

胃痛者,即古之所谓胃心痛,俗之所谓胃脘痛也,属于虚寒者多。兹曰湿证胃痛则为湿寒胃痛,而非虚寒胃痛也,但二者有分,而亦不甚分。盖虚之极必作寒,寒之极必作湿。虚寒胃痛,或因寒而发,或因气而发,痛时不必吐水;

湿证发微

114

湿寒胃痛,或因寒而发,或因食而发,痛时或兼吐水。总因脾胃之阳衰也,虚寒附子理中汤,湿寒和里汤加姜附,不解者加平饮丹。

治验:有刘姓者,素患胃痛,每发吞青石面,痛为稍止。余曰:此胃脘阳亏,不能行水,水积既多,上克心火,故心痛欲死,宜扶阳逐饮。与以此汤加平饮丹十丸愈。然亦略举以示例,治案实不止此也。

渗湿和里汤加姜附方

见前。

◎

太阴证,腹痛者,脾水也,渗湿和里汤加干姜草果主之;湿渍于脾作泄者,亦脾水也,和里汤加腹皮二丑主之。

《内经》言腹痛共十五条,唯有一条言热痛,其余者皆寒痛也。腹痛而曰太阴证,明指太阴证腹满时减,减复如故之虚痛,非阳明证腹满不减,减不足言之实痛也。夫太阴与阳明两居腹中,稍有不和,皆能作痛,但太阴为阴,其见证舌苔必滑白,胸膈必痞闷,头目必眩晕,身体必沉重,脉来必不浮,若见此等脉证,虽舌口微干,小水微黄,甚勿疑为热证,而用寒凉也,宜和里汤加草果干姜。若溜脾作泄,则不可徒补其虚,宜兼逐其水,宜和里汤加腹皮二丑。

治验:有曹姓者,秋月患利,食亦不甚减。医以其人素有烟瘾,戒断方数月,阴阳必亏,大剂补药补之,利仍自若;又以断瘾后饮食顿增,疑有宿食,投以消导亦不效。其子延余治之。余诊其脉沉,窃思沉必有水,饮食不减,邪不在脾胃,此必湿渍脾,而脾阳下溜水气,全停在两肠,与其峻补其土,不如兼放其水,与和里汤加腹皮二丑便瘥,又调理数剂而痊。

渗湿和里汤加干姜草果方

加①干姜9克、草果6克。

渗湿和里汤加腹皮二丑方

加②腹皮6克、二丑9克。

①加：前当加"即和里汤"。

②加：前当加"即和里汤"。

◎

太阴证，诸证已罢，少腹痛，此水趋下焦，肾水也，萸桂苓泽汤主之，解结汤加姜附亦主之。

少腹作痛，此人必有久留之饮，由太阴而下走少阴，可以萸桂苓泽汤主之。万一温散不愈，必有宿饮内结，宜解结汤加姜附峻，逐攻其饮。

治验：有宋姓者，因涉远经商，暑月病疟，强截止之，留邪在络，里虚邪陷，少腹痛烦欲死，投以鸦片桂楠等药，只缓须臾。余曰：此少阴停水也，但少阴无出路，必假道于阳明。用此汤二剂而痊。

再，五水诸证，与《金匮》小异，然此乃余生平所试验者，故滥列之。

再，开首言太阴病舌苔白滑，胸膈痞闷，身上寒热，肢体懈惰，渴不欲饮，便微变黄，正病也。积久不治，或治违其法，浸①见五水证蜂起，传证也，疟痢、疸瘅、噎膈、聋哑等证，移步换形，各立方面，变证也。

萸桂苓泽汤方

吴茱萸15克　桂楠6克　　茯苓15克　泽泻9克

解结汤加姜附方

见前。

【注释】

①浸：逐渐。

◎

太阴证，妻累及夫，脾寒胃亦寒，食谷欲呕，口流清水，胃水也，渗湿和里汤

去槟枳加吴茱萸干姜主之。

胃伤则吐，多属热饮，此寒饮也，须知。

渗湿和里汤去槟枳加吴萸干姜方

加^①吴萸9克、干姜9克。

【注释】

①加：前当加"即和里汤去槟、枳，"。

◎

太阴证，久而不愈，或往来寒热，或照时潮热，咳逆引胁作痛，胆水也，渗湿和里汤加白芥子旋覆花主之，解结汤加姜附二丑亦主之。

人身如天地，上半身为阳，下半身为阴；前半身为阳，后半身为阴。胁为机关之室，处于半上半下，半前半后，譬如十字路口，乃东西南朔，往来之道路也。湿者水也，在上不解，必由机关而流于下；在前不解，必由机关而流于后。但魔神盛则玄神衰，玄神衰则机关不利，机关不利则如有物高踞于其中而作痛。其循乎胁表者，必往来寒热，甚则咳逆引痛；其循乎胁里者，必照时潮热，甚则少腹攻痛。此证推其原本，为泽深灭木。推其原本之原本，为土厚生金。然急宜治标，唯将机关处之湿垢洗刷殆净，斯诸证自罢矣。偏于表者，属少阳也，宜和里汤加白芥子旋覆花主之；偏于里者，属厥阴也，得屎则解，宜解结汤加姜附二丑。

渗湿和里汤加白芥子旋覆花方

加^①白芥子15克、旋覆花15克。

渗湿解结汤加姜附二丑方

见前。

◎

太阴证，胸膈痞硬，烦杂无奈，不饥不食不便，水在三焦也，渗湿和里汤主之。

人之气有三，元气、荣气、卫气也。元气起于上焦胸中是也，荣气起于中焦心包是也，卫气起于下焦胃脘是也。水停上焦，故胸膈痞硬；水停中焦，故烦杂无奈；水停下焦，故机窍不灵，不饥不食不便。以和里汤和之，而诸证自罢矣。

渗湿和里汤方

见前。

◎

太阴证，水停中焦，积久失治，由中焦而走下焦，肠间沥沥有声，微痛作泄，肠水也，渗湿暖水汤主之。

渗湿暖水汤方

| 黄芪15克 | 苍术15克 | 生姜9克 | 半夏9克 |
| 砂仁6克 | 蔻仁4.5克 | 肉桂6克 | 附子9克 |

此舒驰远①方也。

◎

太阴证，诸证已罢，因蓄尿过多，尿窍不利，膀胱水也，揭壶盖汤主之。

湿证发微

亦舒驰远方也。此证愈从下利,其胀愈加,法宜白蔻宣畅胸膈,砂、半醒脾开胃,肉桂化气,桔梗开提,生姜升散,揭开壶盖,使上焦得通,中枢得运,而膀胱之气自转矣。

揭壶盖汤方

白蔻4.5克　　砂仁6克　　　半夏9克　　　肉桂6克

桔梗9克　　　生姜9克

以上诸水,其各种见证,原不止此。寥寥数则,然此乃余之所习见,而亦余之所惯治也,故详列之。

◎

湿证喉阻者,渗湿和里汤倍姜半朴主之。

喉阻而系以湿证,明其非风非火,非寒非燥也,夏秋居多,春冬亦有之。有多年留饮,不时举发者;有新感寒湿,特地举发者。医者未能见形察影,误治以风火寒燥,或治以肝气,亦有见痰饮,用药率轻佻浅剔,往往不中肯綮,竟有终年累月而不能了场。此证虽发于上焦,而其根据则亦在中焦,发时有气道不利,而兼觉喉间停痰者;有喉不停痰者,而唯觉气道不利者。唯察其舌苔滑白,胸膈痞闷,有湿邪诸来因便是的证,甚勿治以时法,牛子、桔梗等药,唯以渗湿汤重加姜半朴愈。

渗湿和里汤重倍姜半朴方

即和里汤倍加生姜、川朴、半夏也。

◎

湿证梅核气者,渗湿和里汤加姜附等药主之。

痰在喉间,咳之不出,咽之不下,有似梅之核,谓之梅核气。得之气郁者多,旧法治以半苓苏朴,法亦甚妙,然两太阴阳虚亦有此证,不独气郁也。手太阴肺,主行荣卫阴阳,其气自上而下;足太阴脾,主为胃行其津液,其气自下而上。阳虚则气欲上而不遽上,气欲下而不遽下,以故往而复还,还而复往,竟如丝挂线缠一般。此证气不健旺,似宜大补其气矣,然补气则气益滞,唯用雷动、风散、日暄等法,使天气下降,地气上腾,天地之阳壮,虽有微饮,迅扫一切矣。

渗湿和里汤加姜附方

即和里汤加干姜、附子各6克也。

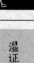

◎

湿证暴厥者,渗湿和里汤加平饮丹主之。

类中证凡十二条,皆能令人颠扑于地,不省人事。兹曰湿证,则故专因湿之郁极生痰,痰火内发,蒙住心窍也。其发作形状,有素日无病而暴发者,有素日有病而暴发者,有素日有病,病已痊愈而暴发者。素日无病而发,醒时宛如平人;素日有病而发,虽亦能饮食行动,但口不能言,有如喑哑一般;素日有病,病已痊愈而发,则酷类中风,但口眼不㖞斜,手足不疼麻。三者见证虽不同,而其为湿热则一也。前之两条,用渗湿和里汤加平饮丹十丸,涌出其痰涎便愈;后之一条,随其证之偏湿偏热,消息治之可也。

渗湿和里汤加平饮丹十丸方

将和里汤加生姜15克,水煎服。另用姜水冲服平饮丹十丸,痰涎自出,出便愈。

治验:钱氏老妪,年八旬,春患温,以清凉退热,热亦旋退,医以为大功长成矣,不三日,忽颠扑于地,不省人事,复延前医治之,竟不效,已抬在尸床一日矣,其子以其气之未绝也,强延余治之。余诊其脉细如丝然,但犹能点滴用水。余曰,能用水即能用药,先以川贝、橘红等味涤其痰,一剂似欲醒,两剂便能言,后用枳实、大黄等药,又数剂方收功。其子因备询巅末。余曰:老年固多阴衰,亦多阳衰,阳衰不能行湿,湿必停,湿停便作热,前医撤去其热,未能拔去湿根,以致湿复酿热,痰涎壅盛,昏倒在地矣。其子曰:险乎,向非先生此举,吾母命休矣。

◎

湿证寒饮作嗽者,渗湿和里汤加姜附葶苈主之。

太阴与太阳合病,由寒壅湿而咳嗽,谓之寒饮作嗽,宜小青龙汤。太阴与少阴合病,由湿引水而咳嗽,亦谓之寒饮作嗽,宜真武汤。然此犹偏表偏里之证也,若夫太阴阳虚,中权不振,胃中水谷不能转输四旁,唯是稽留之饮日积而日多。夫肺为华盖,天气也,地气既浊,天气必不能清。治此证者,唯使坤轴运转,微饮不留,则不治嗽而嗽自止矣,宜和里汤加附子干姜葶苈子。

渗湿和里汤加附子干姜葶苈子方

即和里汤加姜、附、葶苈各6克也。

治验:秦姓妇人,胸膈痞闷,饮食减少,咳嗽吐痰,直欲倾盆,日夜不能僵卧,医以感冒治之不效。余曰:此中州阳衰,寒饮作嗽也。盖土衰由于火虚,火虚由于木气不能条达,唯使木生火,火生土,则土能制水,而坤轮自转矣,又何饮邪之能留乎?

◎

湿证热饮作嗽者,渗湿和里汤加姜附葶苈主之。

太阴与少阳合病,阳中挟阴,喘嗽稀痰,小柴胡汤证也。太阴与阳明合病,阴证变阳,喘嗽稠痰,人参泄肺汤证也。但饮者阴也,阴者寒也,原从少阴而来者也。兹曰湿证热饮作嗽,是太阴与少阴合病,虽面赤身热,心烦口渴,只为阴证戴阳,治之者,但平其饮,而热自罢。万一饮证既罢,热犹不解,然后徐平其热可也,亦宜前汤。

治验:曹氏妇人,春患温,舌苔白滑,胸膈痞闷,喘嗽不已,痰涎壅盛,面赤身热,心烦口渴,久而不愈。余曰:此热饮作嗽也。虽为阳证,阳中有阴,宜先平其阴。与以此汤数剂而遂安。后饮退热不退,又与以清凉而遂痊矣。再,此

121

与吴氏热饮,用白虎汤稍别,须知。

◎

湿证寒结胸者,渗湿和里汤加姜附主之。

湿证而曰寒结胸,即寒湿结胸也。人之胸中,犹之天之空中,原浑浑沦沦,无些须邪气与乎其间。奈太阳不照,群阴汇进,秽烟臭雾,结队而来,咽喉一线之地,竟如茅塞之矣。夫寒者水也,湿者土也,吾身所资以为养者也。但在上之制节不行,皆能以其所以养人者,害人尔时。若单见太阴湿痰,中气亏残,犹可为也,若并见少阴寒痰,则本实先拨,无能为矣。此证先以辛热荡其寒气,日以暄之也;次以苦温破其滞气,雷以动之也;终以辛温甘温宣其湿气,风以散之也。不过两剂,而诸证自罢矣,宜渗湿和里加姜附汤。

渗湿和里加姜附汤方

即和里汤加姜、附各9克也。

治验:王姓妇人,年半百,患此证,逢寒则发,逢气亦发,发则气上冲胸,不能偃①卧,余治之屡矣。乙卯春,病复发,其子以延余不便,先延他医治之,愈治愈危,乃复延余治之。余诊其脉,右关沉滑,问其证,痰涎壅盛,舌苔滑白,饮食不进,日夜不能偃,偃则壅益甚。余出此方,他医见而咋舌,余促服之,一剂而轻,两剂而愈矣。

【注释】

①偃:仰面倒下。

◎

湿证热结胸者,渗湿和里汤加二丑主之。

湿证而曰热结胸,即热湿结胸也。此证初起,虽曰温证,必兼头目眩晕、肢体怠惰、舌苔白滑、胸膈痞闷等证。湿蒸热炽,搏结上焦,有膈内痞硬,汤水不

湿证发微

122

进者;有膈间拒痛,不敢按者;有痰涎壅盛,气道不利者;有兼表热者;有表热已罢,悉归于里者;有焦灼之极,心为之怔忡,口为之溃烂者;有日夜叫苦者;有昏昏沉沉,似寐非寐,呼之不应者。虽牙关未至紧闭,心神未至昏迷,现在尚未痉厥,然去痉厥不远矣。唯询知其前服清凉不效,乃知此证非少阳火热,阳明燥热,实太阴湿热也。热为湿热,去其湿即所以去其热,表证未罢者,宜渗湿通和汤;已罢者,渗湿和里汤加二丑,甚则加平饮丹,或五丸至十丸不等。

治验:王姓男子,春患温,服清凉药十余剂,日甚一日,饮食不进,昏昏沉沉,呼之不应。余诊其脉,弦而且数,问其证,音哑,口渴不能多饮。余曰:此热证挟饮。前药虽能治其热,未能除其饮,故日甚一日也。与以渗湿和里汤,一剂神气即清,复与清解一剂,而诸证皆罢。

赵姓妇人患温,水浆不入,入则复出。余诊其脉微沉,询其证,头微眩,心有时惊悸不宁。余曰:此水也,非火也,无怪乎前药之不应也。与渗湿通和汤加平饮丹十丸,一剂即能进食。

贾姓少年,春患温,膈中痞硬,汤水不下,舌口生疮,医皆以火治之,愈治愈坏。余与以渗湿和里汤加附子干姜,一剂即开。

◎

太阴证,脉弦而数,舌滑而渴,不结胸,动则发喘,饮食无味,日晡恶寒,夜间作热,五更咳吐稀痰不休者,太阴少阴停水也,渗湿扶阳加薏仁二丑主之。

脉弦而数,饮数也;舌滑而渴,饮渴也;不结胸,病不在胸也;动则发喘,肺虚也;饮食无味,脾虚也;日晡恶寒,夜间发热,五更痰嗽,水气结于阴分也。三焦皆寒,虽有热证,譬如天大雷雨,电光闪闪,正由水盛,而非由火盛也。宜以姜附壮三焦之阳,薏仁补土生金,二丑驱水外出,斯阳气回,而阴霾散矣。

渗湿扶阳汤加薏仁二丑方

即扶阳①加薏仁30克、二丑9克也。

治验:有宋姓者,秋患温,他术乱治数月,已濒于危,其父引而见余。余见其人行不数武②即作喘,咽干而渴,脉弦而数,虽似阴虚,但每日交到阴分,即作寒热喘咳,明是上焦水邪停到下焦少阴,少阴既停水,故到此时便鼓作也。因用薏仁45克益土生金,附子15克,干姜、二丑各9克,温散水邪,一剂而诸证去其大半矣。

【注释】

①扶阳:后当加"汤"字。

②数武:武,量词,古代六尺为步,半步为武。数武,没有多远。

◎

太阴证,两目赤涩肿痛,羞明畏日者,渗湿和里汤主之。

两目赤涩肿痛,属于风火者多。兹曰太阴证,必兼头目眩晕、舌苔白滑、胸膈痞闷、饮食减少等证也。是其赤涩肿痛,非由于风火,乃由于湿热也。宜以渗湿和里汤主之。再,湿郁成热,五脏六腑十二经皆能蔓延之,医者都参以活法可也。

湿证小便肿痛,寒者当归温疝汤去小茴加地肤子滑石通草主之,热者当归温疝汤去小茴元胡川楝加地肤子滑石通草主之。

肾主肾囊,肝主筋,肝肾两虚,故外之风寒得以袭之,然亦有湿热下注而致此证者。不论内外因,唯辨其寒热而知之。寒者不甚肿痛,不作汗热,便尿清白,宜当归温疝汤去小茴加地肤子滑石通草。热者肿痛汗热,便尿黄赤,宜当归温疝汤去小茴元胡川楝加地肤子滑石通草。若不肿痛,而唯尿黄,则不在此例。

当归温疝汤去小茴加地肤子滑石通草方

吴茱萸9克	当归尾15克	甘草梢15克	延胡索9克
川楝子9克	小茴香9克	杭赤芍15克	地肤子15克
西滑石15克	白通草3克		

当归温疝汤去小茴元胡川楝加地肤子滑石通草方

  吴茱萸 9 克 当归尾 15 克 甘草梢 15 克 五加皮 9 克

  西滑石 15 克 地肤子 15 克 白通草 3 克

◎

渗湿和表汤

  苍术 15 克 茯苓 15 克 防己 15 克 桂枝 9 克

  滑石 15 克 通草 3 克 生姜 9 克

渗湿和里汤

  苍术 15 克 茯苓 15 克 川朴 6 克 半夏 9 克

  枳实 9 克 槟榔 6 克 滑石 15 克 通草 3 克

  生姜 9 克

渗湿通和汤

  苍术 15 克 茯苓 15 克 川朴 6 克 半夏 9 克

  枳实 9 克 槟榔 6 克 滑石 15 克 通草 3 克

  防己 15 克 桂枝 9 克 生姜 9 克

渗湿和上汤

  苍术 15 克 茯苓 15 克 滑石 15 克 通草 3 克

  生薏仁 24 克 杏仁 9 克 蔻仁 4.5 克 生姜 9 克

渗湿和下汤

  苍术 15 克 茯苓 15 克 川朴 6 克 半夏 9 克

  枳实 9 克 槟榔 6 克 滑石 15 克 通草 3 克

  防己 15 克 草薢 9 克 二丑 15 克 大黄 9 克

  生姜 9 克

渗湿解结汤

  苍术 15 克 茯苓 15 克 川朴 6 克 半夏 9 克

枳实9克　　槟榔6克　　滑石15克　　通草3克

二丑15克　　平饮丹十丸　　生姜9克

渗湿散火汤

即和里汤加黄芩9克、黄连6克也。

渗湿扶阳汤

即和里汤加附子6克、干姜9克也。

渗湿解悸汤

即和里汤重用半夏、枳实也。

渗湿解悬汤

即解结汤加芫花3克、草果6克也。

渗湿拈痛汤

即通和汤加平饮或五丸至十丸不等也。

渗湿温脏汤

即扶阳汤加二丑15克、平饮或五丸至十丸不等也。

渗湿消肿汤

即解结汤加腹毛[①]6克、商陆6克也。

渗湿解噎汤

即解结汤加砂仁4.5克、沉香9克、姜附各6克也。

渗湿平反汤

即解结汤加附子9克、干姜9克、南海沉[②]6克也。

渗湿逐虫汤

即和里汤加雷丸、芦荟也。

渗湿除痒汤

即通和汤加土茯苓30克、紫草茸6克也。

渗湿开表汤

即和里汤加防己、桂枝、麻黄也。

渗湿热下汤

即扶阳汤加二丑也。

渗湿寒下汤

即散火汤加大黄也。

以上二十方，皆为渗湿和里一汤所变化。以外虽兼采成方，亦不出此范围。学者果能引而伸之，触类而长之，则治外感之能事毕矣。

【注释】

①腹毛：又名大腹皮、槟榔衣，为棕榈科植物槟榔的干燥果皮。冬季至翌春采收未成熟的果实，煮后干燥，纵剖两瓣，剥取果皮，习称"大腹皮"；春末至秋初采收成熟果实，煮后干燥，剥取果皮，打松，晒干，习称"大腹毛"。

②南海沉：沉香。是沉香中的极品。

湿证大全

◎

太阴证，或诸证未罢，或诸证已罢，舌苔白滑，饮食无味，咳吐稀痰，痰如泉涌者，渗湿和里汤倍半夏主之。痰喘气逆，日夜不能偃卧者，和里汤倍半夏加葶苈主之。或痰清，察其人有少阴证者，和里汤加附子主之。服汤已，诸证稍减，但腹有响声，不下利者，和里汤加二丑主之。

诸证未罢，时证之痰咳也；诸证已罢，留饮之痰咳也。然无论未罢已罢，既系之曰太阴证，必兼有舌苔白滑、饮食无味等证，即宜以太阴法治之。咳吐稀痰，痰如泉涌，乃脾不散精，所饮所食尽为痰涎，故以和里汤健脾理胃，倍半夏以利之。痰壅气逆，昼夜不能偃卧，乃肺经停有饮邪，故以和里汤加葶苈以泻之。或痰色清，尺脉沉弦，肢体厥凉，恐是肾水上泛，宜加附子。服汤证减，腹有响声,不下利,乃是上焦之水驱入下焦,但因元阳不振,不能送水下行,宜加二丑。下利后,少腹仍不舒畅,则是太阴停水,变为少阴停水,或温或攻,择利而行之可也。

治验:有陈姓者,春患阴温,寒热呕吐,医认为水亏火炎,峻补其水,以致痰涎壅盛,昼夜不能成寐,危险之至,五月下旬,延余视之。余察其舌苔滑白,脉象沉弦。余曰:此非脾肾水亏,乃脾肾火衰也。拟和里汤倍半夏加附子。服汤微烦,移时似有起色。又服一剂,咳痰十去六七,但闻腹有响声,不下利。余曰,此上焦之水驱入于下焦也,又加二丑利之,而证遂大减矣。

再,咳之为证,《内经》言五脏、言六腑、言四时、言六气,穷形尽相,不留余蕴,奈人治斯证,率东涂西抹,不得其要领者,仍是认证不清焉故也。余以为内伤诸咳,燥火证居多,以脏腑亏损,津液熬煎,五志之火逼肺作咳。其咳也,往往先见他证,而后浸淫,兼见咳证。外感诸咳,金水证居多,以肺金主皮毛,太阳属寒水,六气由外入内,率皆先犯此关。所谓五脏各以其气受病,非其时,各传以与之也。其咳也,往往先见咳证,而后浸淫,兼见他证。太阴作咳,原属湿邪,无论春夏秋冬,无论温证伤寒,但据现在舌苔白滑,胸膈痞闷,肢体懒惰,小水黄赤,心烦意乱,头眩目晕,脉来或弦或细或滑,有太阴诸形状,即可以太阴法治之。甚或病值危笃,有万难辨其为内伤外感者,须询其初发病时,作如何形状,便探骊得珠矣。

太阴证,呃逆者,渗湿和里汤倍枳实槟榔加二丑大黄主之。

呃逆系之太阴,明其非少阴呃逆也。少阴呃逆,多属虚寒。其呃逆也,乃是肾气不纳,证最险恶,宜六味肉桂五味①等方。太阴呃逆,多属实热。缘其人素有痰饮食癖,阻过中气,因逆上作格儿之声,故宜峻攻其邪,挟寒者再加附子、干姜,热下之可也。

治验:伯父某患呃逆,脉不甚虚,身有微热,口有白苔,医者多以年老气脱,

湿证发微

补之不效。余审其人，饮食不甚减，亦无下焦少阴许多虚形，必是支结之饮，藏在隐僻，碍于气道，以致呃逆也。以此汤下白物如脂二条，遂愈。

吴氏某患温，治违其法，以致邪结中下二焦，少腹痛，呃逆不止。余以此汤加姜附，下之亦愈。

【注释】

①六味肉桂五味：即六味地黄汤加肉桂、五味子，亦即都气汤。《医宗金鉴·伤寒心法要诀》云："呃逆肾虚都气汤，六味肉桂五味方。"

◎

太阴证，或诸证未罢，或诸证已罢，崩血夹水者，渗湿和里汤减槟枳加生薏仁主之。

崩血夹水，言经血暴下，夹有污水之连绵也。有诸证初起，中气大虚，水来侮脾，脾水下溜，溃入胞中，以致血水并下者。此病之发虽在下焦，而其源亦在中上二焦也，故亦宜以此汤扶土以散水也，然亦有中上焦病已轻，唯留血水绵绵，连月不愈者，亦宜以此法消息治之。

治验：丙辰春，李氏妇年四十患血崩，血水并下，直欲倾盆，危险之至。余询知其舌苔白滑，胸膈痞闷，有足太阴诸证象。乃曰：此非肝经火旺以致血溢，乃因中焦土虚以致水横也。主以此汤三剂而痊。

◎

太阴证，舌苔白滑，胸膈痞闷，饮食无味，四肢无力，脉来纤细，带下夹水者，渗湿和里汤去槟枳加姜附主之。

五色带下，属湿热者多。兹曰夹水，明是土虚不能制水，水气渗入下焦也，故仍宜从太阴治之。

　　太阴证,泄如血水,腹不甚痛,舌苔白滑,胸膈痞闷,渗湿和里汤减槟枳加生薏仁芡实主之。

　　湿盛伤血,泄如血水,湿气盛也;但腹不甚痛,湿虽盛而未结。故宜减槟、枳,加薏仁、芡实治之。

◎

　　太阴证,吐血者,渗湿和里汤加生薏仁主之。

　　吐血之证,虚实寒热不等。兹谓之曰太阴证,必兼有舌苔白滑、胸膈痞闷等证也,故宜以和里汤加生薏仁治之。

◎

　　太阴证,带浊者,加减渗湿和里汤主之。

　　浊证原有数端,兹谓之曰太阴证,必其始有舌苔白滑、胸膈痞闷等证,积久不治,或治违其法,以致连绵不愈,水停下焦也。其太阴证未罢者,以渗湿和里汤加萆薢主之;已罢者,减半、朴、槟、枳,加萆薢、菖蒲、益智主之。

◎

　　湿证变疟者,渗湿和里汤主之,柴胡截疟饮亦主之。

　　湿证变疟,即太阴脾疟也,其或舌苔白滑,胸膈痞闷。诸太阴证未罢者,先服渗湿和里汤数剂,其疟必愈。其不愈者,再以柴胡截疟饮止之。

柴胡截疟饮方

柴胡 15 克	半夏 9 克	黄芩 9 克	党参 9 克
乌梅 15 克	桃仁 9 克	槟榔 12 克	常山 15 克
生姜 9 克			

煎汁,露一宿,早一个时辰服。

湿证发微

◎

湿证变痢者，渗湿和里汤主之。

湿证变痢，即湿证作痢也。察其人有舌苔白滑、胸膈痞闷等证，勿遽以芍药、黄连清其热，唯以渗湿和里汤渗其湿而破其滞，而痢自减矣。

◎

湿证变疸者，渗湿和里汤加茵陈桂枝防己主之。

湿证变疸，即湿热发黄也。察其人有舌苔白滑、胸膈痞闷、身上寒热、肢体懒惰等证，即以渗湿和里汤加茵陈桂枝防己治之。

◎

湿证变痹者，加减渗湿和里汤主之。

风、寒、湿气，合而为痹，谓之三痹。筋、骨、脉、肌、皮，发于四时，谓之五痹，载在《内经》，班班可考。兹曰湿证变痹，则固专指痹之由湿而来者也。若其人舌苔白滑，胸膈痞闷，内证多者，则以渗湿和里汤加桂枝、防己治之；内证少者，减半朴、槟、枳，加桂枝、防己治之。挟热者，减半朴、槟、枳，加桂枝、防己、石膏、滑石、赤小豆治之。

◎

湿证变痿者，渗湿和里汤加萆薢桂枝防己主之。其或太阴证皆罢，传入少阴，审其人不甚虚者，渗湿解结汤加姜附主之。

肺热叶焦，皮毛枯悴，《内经》言痿证详矣。兹特冠之曰湿证变痿，则故专指时令之湿热而言也。审其人舌苔白滑，胸膈痞闷，兼腿足痿软者，则以渗湿和里汤加萆薢桂枝防己治之。其或太阴证皆罢，传入少阴，腿足痿软者，则是中焦湿热变为下焦湿寒也，宜以解结汤加姜附治之。

湿证脚气者，渗湿解结汤加防己萆薢大黄主之。

太阴八证略具，脚肿热痛者，则是中焦湿热流于下焦也，宜以解结汤加萆薢防己大黄利之。

◎

湿证癥瘕者，渗湿和里汤加鳖甲穿山甲主之。

七癥八瘕，纷繁莫纪。兹曰湿证，则固明指夫湿食之为病也，宜以渗湿和里汤加鳖甲穿山甲消之。

◎

湿证发疝，胁下痛，寒热，或无寒但潮热，香附旋覆花汤主之。睾丸痛者，当归温疝汤主之；睾丸痛、腰痛、髀痛者，天台乌药散主之。

疝证多端，治疝之法亦多端。兹曰湿证发疝，则固专指湿疝言之也。香附旋覆花汤、天台乌药散方俱载在《温病条辨》，当归温疝汤方载在《医宗金鉴》。此三方皆余所习用也。

◎

湿证发疹发痘者，渗湿和里汤加桂枝防己主之。

疹痘治法，有主以辛温者，有主以辛凉者，余曾详其说于《寒温穷源》。兹曰湿证发疹发痘，必因其人有舌苔白滑、胸膈痞闷、身上寒热、肢体懈惰等证，虽曰疹痘，固不得专治其疹痘也，宜以渗湿和里汤加桂枝防己治之。

◎

湿证杨梅者，渗湿和里汤加土茯苓桂枝防己主之。甚者，再加二丑班蝥大

黄主之。（土茯苓愈多愈妙）

杨梅痘者，痘之形如杨梅也。多由于男女秽湿传染而成，然亦有不由秽湿传染而得者，均宜以渗湿和里汤加土茯苓桂枝防己主之。不解者，再加二丑班螯大黄。

◎

湿证肿胀者，渗湿解结汤主之。足肿甚者，再加商陆根主之。

肿胀属于气者，宜兼理其气；属于血者，宜兼理其血；属于风者，宜兼理其风。兹曰湿证肿胀，则固专指水鼓而言也，宜渗湿解结汤加大黄主之。足肿甚者，再加商陆。

◎

湿证大便窒下者，渗湿和里汤倍槟榔主之。其或中上焦证皆罢，唯见大便窒下者，挟□□猪苓茯苓寒水石皂荚子主之。挟寒者，渗湿和里汤倍槟榔加姜附主之。

因湿滞下，非大便之燥结，乃大便之湿结也。中上焦证未罢，宜以渗湿和里汤倍槟榔主之。中上焦证已罢，挟热者，宜清其热，故宜猪苓等味；挟寒者，宜温其寒，故宜和里汤加姜附。

附

◎

湿证阴吹者，渗湿和里汤主之。

前阴失气，谓之阴吹[①]，得之厥阴火旺者居多。兹曰湿证阴吹，则非厥阴火旺，乃因太阴湿盛也。太阴阳虚，湿堆贲、幽两门，以致逼入前阴，气走如失也，故宜渗湿和里汤。

【注释】

①阴吹:阴道经常有气排出,状如放屁,自己无法控制,严重时簌簌有声,连续不断。

◎

湿证结成里痔,坠痛如刺者,渗湿和里汤倍槟榔加姜附主之。

此湿证连绵不愈,以太阴而兼少阴也,故以渗湿和里汤倍槟榔加姜附主之。若认为湿热之证便非。

◎

湿证鼻渊,左胁下微胀者,渗湿解结汤加姜附主之。

此厥阴留饮也,若认为风热之证便非。

最后揭此二条,见阳证似阴,阴证似阳,业此道者,不可故步自封也。

湿证发微

总 论

外而五运六气,内而五脏六腑,一而已矣,而中州脾胃实为统辖内外之总权。故湿土一脏,虽该①不得木火金水,而木火金水固莫不依此处而化身也。故湿者,阴也,所以升腾其气者,全藉乎少阳,少阳领袖群脏,即所谓玄神也,自人饮食居处不能固厥玄神,而邪气遂凑,其由外而内,属诸太阳寒水,谓之曰伤寒;由内而外,属诸少阳相火,谓之曰温证。伤寒有阴阳,温证亦有阴阳;伤寒有六经,温证亦有六经。本书之作,虽专发湿气一条,究竟湿气浸淫,六经无不周遍,固统伤寒、温证,胥在其中矣,读者引而伸之可也。

【注释】

①该:包容;包括。

书后①

—※—

获嘉②陈兆龙③先生，经术湛④深，尤精周易，因而通之于医，于仲景《伤寒论》、吴瑭⑤《温病条辨》而外，创为《湿证发微》一书，举五脏六腑、外感内伤之变相，一归之湿，立渗湿解结、渗湿和中等方，以渗淡通利之品，针膏肓、起废疾⑥，无不应手奏效，其至噎膈、反胃，世医所谓不治之症，亦能十愈八九，盖以名儒而为名医也。他书多重滋阴，此独扶阳；他书皆言平肝，此独养肝，卓识伟论，超卓古今，庸医见之，不免惶恐。究之土主五行，脾主五脏，扶阳养肝，皆以健脾，人非饮食不生，脾健而饮食进、正气充、百病除，此理甚明。先生特先得人心之同然耳，鄙人粗涉方书，毫无心得，谨抒管见，仍以质⑦之先生。

林虑⑧李见荃谨跋⑨

【注释】

①书后：本篇内容原在本书最前，现移至书尾。

②获嘉：地名，隶属于河南省新乡市。

③兆龙：即兆隆，陈其昌之字。前文又写作肇龙。

④湛（zhàn）：深。

湿证发微

⑤吴瑭：指清代医学家吴鞠通。吴鞠通，江苏淮阴人。初习儒，因哀其父及侄相继病故，而专心攻医。后至京师，参加《四库全书》之抄写与校检，又获见吴又可之《温疫论》，叹服其说，遂究心医术达十余年。著成《温病条辨》一书。成为温病学派的代表人物之一。关于温热性疾病的治疗，他对理论的发挥和留下的诸多方剂，使得中医的基本治法在外感病和热性病方面得到了进一步的完善。

⑥废疾：身体或精神上有残缺。

⑦质：询问。

⑧林虑：地名，今河南林州。

⑨跋：写在书后、文后的序。

书后